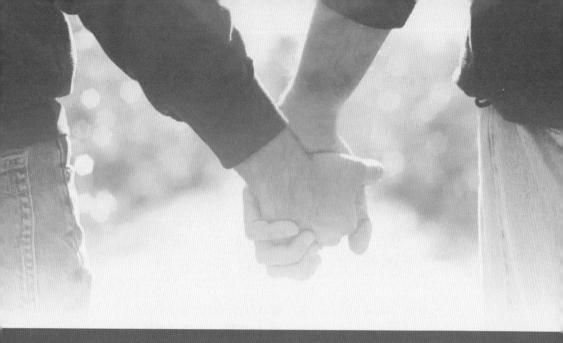

艾滋病病毒暴露前预防

社区组织指导手册

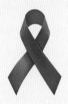

主编 张福杰 王 辉

U0199476

人民卫生出版社
·北 京·

版权所有，侵权必究！

图书在版编目（CIP）数据

艾滋病病毒暴露前预防社区组织指导手册 / 张福杰，王辉主编 . —北京：人民卫生出版社，2021.8

ISBN 978-7-117-31885-3

Ⅰ.①艾…　Ⅱ.①张…②王…　Ⅲ.①获得性免疫缺陷综合征 – 预防（卫生）– 手册　Ⅳ.①R512.910.1–62

中国版本图书馆 CIP 数据核字（2021）第 151747 号

| 人卫智网 | www.ipmph.com | 医学教育、学术、考试、健康，购书智慧智能综合服务平台 |
| 人卫官网 | www.pmph.com | 人卫官方资讯发布平台 |

艾滋病病毒暴露前预防社区组织指导手册

Aizibing Bingdu Baoluqian Yufang Shequzuzhi Zhidao Shouce

主　　编：张福杰　王　辉
出版发行：人民卫生出版社（中继线 010-59780011）
地　　址：北京市朝阳区潘家园南里 19 号
邮　　编：100021
E - mail：pmph @ pmph.com
购书热线：010-59787592　010-59787584　010-65264830
印　　刷：北京铭成印刷有限公司
经　　销：新华书店
开　　本：710×1000　1/16　印张：10
字　　数：116 千字
版　　次：2021 年 8 月第 1 版
印　　次：2021 年 9 月第 1 次印刷
标准书号：ISBN 978-7-117-31885-3
定　　价：65.00 元

打击盗版举报电话：010-59787491　E-mail：WQ @ pmph.com
质量问题联系电话：010-59787234　E-mail：zhiliang @ pmph.com

《艾滋病病毒暴露前预防社区组织指导手册》

编写委员会

主　编　张福杰　王　辉

编　者（按姓氏汉语拼音排序）

段君义　北京佑安爱心家园

黄晓婕　首都医科大学附属北京佑安医院

盛根深　深圳市贰伍捌彩虹关爱男性服务中心

王　辉　南方科技大学附属第二医院

　　　　（深圳市第三人民医院）

徐俊杰　中国医科大学附属第一医院

张福杰　首都医科大学附属北京地坛医院

序

　　如果你与获得性免疫缺陷综合征(acquired immunodeficiency syndrome，AIDS，即艾滋病)患者握了手，会不会被传染？如果是在十年前，大部分人也许会回答"会"或"不清楚"，但是在今天，几乎所有人都会回答"不会"。

　　过去的三十多年中，我国艾滋病防控工作取得了巨大成就。临床诊疗中，我们越来越有信心告诉人类免疫缺陷病毒(human immunodeficiency virus，HIV，即艾滋病病毒)感染者，只要按照医嘱坚持吃药，就有希望撑到艾滋病被治愈的那一天；在社区科普活动中，我们看到越来越多的居民愿意停下脚步仔细聆听，"谈艾色变"的情况正在逐渐缓解。对于每一位防艾抗艾工作者来说，这是非常值得欣慰的。

　　然而，一些新的挑战已迎面而来。近年来，无保护的不安全性行为(包括异性和同性性行为)是导致艾滋病传播的主要根源。面对个人私密的性行为，我们很难从公共层面进行强力干预，这就需要用更大的力度宣传艾滋病综合防治知识了。在强调安全套核心作用的同时,逐步推广药物预防阻断策略,促使每个人为自己的健康承担起责任。

2020年12月5日,中国性病艾滋病防治协会艾滋病药物预防与阻断专业委员会(以下简称"专委会")成立了,专委会将致力于为国内艾滋病防治专家搭建专业平台,建立规范有效的艾滋病药物预防阻断管理模式,以进一步推动艾滋病防治工作。专委会将紧扣艾滋病防控领域发展脉搏,把HIV暴露前预防的推广和实施作为工作重点之一。暴露前预防(pre-exposure prophylaxis,PrEP)是一种通过服用抗病毒药物预防艾滋病的生物学预防方法,多项研究证实这种预防措施可在公共卫生层面有效遏制HIV的传播。PrEP策略已在全球范围内得到广泛认可,并作为关键策略之一纳入我国HIV综合防控体系。然而,PrEP策略在我国尚处于起步阶段,医务工作者及疾控人员对该预防手段的认知水平有待提高,相关医疗环境和管理政策亦亟待完善。

PrEP策略的开展落实并非一蹴而就,这不仅需要反复实践探索,更需要社会各界的积极参与。其中,社区组织在宣教工作及咨询服务下沉中扮演了重要角色,专委会非常希望加强与社区组织的合作,提高社区工作者对PrEP的正确认知,从而共同推进PrEP的正确与安全应用。2021年初,当欣闻来自艾滋病治疗领域、疾控领域及社区组织的七位专家欲共同撰写一本面向社区组织的PrEP指导手册时,感奋之至。如今,《艾滋病病毒暴露前预防社区组织指导手册》(以下简称"手册")书稿完成,我们有幸先睹其容。

专业与通俗相结合、理论与实践并重,是这本手册最显著的特点。

第一,专业与通俗相结合。手册以《中国HIV暴露前预防用药专家共识》及相关国际指南为基础,内容准确、权威。与此同时,作者又巧妙地将很多专业内容及术语通俗化，从社区工作者易理解的角度进行阐述，并辅以可视化图表，便于读者更快更全面地掌握 What（是什么）、How（如何做）以及 Why（为什么做）。

第二，理论与实践并重。手册不仅包含了 PrEP 基础知识，还特地设置了第五部分的内容，从社区组织的视角深入探讨了开展 PrEP 相关工作中需要注意的问题，以理论分析、案例分享和情景模拟相结合的方式，多方位、多层次地对实际宣教咨询中可能面临的挑战进行了具体解析。作者在艾滋病防治领域深耕数载所积攒的丰富经验亦融于其中，相信读者一定能从中获益匪浅。

防艾抗艾是专委会一份义不容辞的使命。PrEP 策略的推广实施虽然还有不少挑战在等着我们，但一切都得从脚下开始。让大家行动起来吧，愿"零艾滋"目标早日实现！

中国性病艾滋病防治协会艾滋病药物预防与阻断专业委员会

2021 年 3 月

自 1981 年全球首次报道起,今年正好是发现艾滋病 40 周年。短短的 40 年间,艾滋病病毒已经感染累计超过 7 000 万人,造成约 3 600 万人死亡,给人类社会带来了巨大的损失。虽然治疗已经能够极大改善 HIV 感染者的生存情况,但是预防该病的流行仍是我们当前面临的重要挑战之一。

目前,HIV 预防策略主要分为行为学干预和生物学干预两类。前者是预防艾滋病的基石,主要通过推广安全套、针具交换服务等减少高危行为;后者则是利用药物预防等医学手段进一步降低 HIV 感染风险。暴露前预防(PrEP)作为新近引入我国的一种生物学干预手段,已受到世界各国艾滋病防控指南的推荐。该方法主要通过在病毒暴露前服用抗病毒药物预防感染,尤其适合有高危行为并且很难改变的人群,比如男男性行为者、静脉注射毒品者等。PrEP 药物的引入有望进一步降低我国艾滋病流行水平。

社区组织是传递艾滋病防治信息的重要使者,在 PrEP 策略的推广实施中具有举足轻重的作用。PrEP 用药并非简单的"每日一片",

其启动和停药均需经过严格的医学检查，服药期间亦需接受密切随访，这对社区工作者在宣教咨询服务中所需掌握的艾滋病防治知识提出了更高的要求。然而，现有的PrEP权威指导文件多为医务和疾控工作者服务，其讲解视角与社区组织实际工作需求并不完全吻合，无法全面解决社区工作者在宣教咨询服务中遇到的问题。于是，在与社区工作者交流后，我们萌生了这样一个想法，希望编写一本专门针对社区工作者的指导手册，从社区组织的视角出发，深入浅出地阐述其需要了解的PrEP相关知识，从而支持社区组织更有效地开展PrEP宣教咨询工作。

本着这一初衷，我们不仅集结了资深的临床医生和流行病学专家，还特地邀请了两位在艾滋病防治领域有丰富实战经验的社区工作者参与到手册的撰写中来，以确保PrEP相关知识点通俗易懂且符合实际需求。此外，我们还在手册中专门设置了章节，通过案例分析和情境模拟对社区组织开展PrEP相关工作中需要注意的问题及可能面临的挑战进行了具体探讨，希望起到抛砖引玉的作用，激发社区工作者合力探索适合我国国情的PrEP推广模式。

最后，希望这本手册能给各位社区工作者带来些许助益。如有不足，欢迎大家指正和补充！

张福杰　王　辉
2021年3月

目录

知识速览 ··· 1

手册正文 ··· 7

1. 手册导言 ··· 8

1.1 社区组织在艾滋病防治工作中的关键角色 ············· 8

1.2 为什么要学习艾滋病防治知识 ······················· 10

1.3 当前形势下 PrEP 有什么意义 ······················· 11

1.4 谁适合阅读本手册 ································· 16

1.5 手册使用方法导航 ································· 16

1.5.1 主要内容及结构 ······················· 16

1.5.2 图例导览 ······················· 18

2. 什么是 PrEP ··· 19

2.1 HIV 暴露是怎么回事 ································· 19

2.2 PrEP 是如何预防 HIV 感染的 ······················· 23

2.3 PrEP 有效吗 ································· 27

2.4 PrEP 安全吗 ································· 31

2.5　PrEP 会导致 HIV 耐药吗 ·················32

2.6　PrEP 与其他预防 HIV 感染手段是什么关系 ·········35

3. 谁应该、谁适合使用PrEP ···············39

3.1　哪些人感染 HIV 的风险较高 ·········39

3.2　要满足哪些条件才能使用 PrEP ·······44

　　3.2.1　条件 1：HIV 感染风险高 ·······45

　　3.2.2　条件 2：HIV 阴性 ···········47

　　3.2.3　其他条件 ···············53

3.3　哪些情况不能使用 PrEP ············56

3.4　还有哪些需要特别注意的情况 ········56

　　3.4.1　女性在备孕、妊娠和母乳喂养期间能使用 PrEP 吗 ·············57

　　3.4.2　乙肝病毒感染者能使用 PrEP 吗 ···58

　　3.4.3　肾功能损伤的人能使用 PrEP 吗 ··59

　　3.4.4　骨密度低的人能用 PrEP 吗 ·····59

　　3.4.5　青少年和儿童能使用 PrEP 吗 ···60

3.5　社区环境下怎样初步评估 HIV 暴露风险及 PrEP 适用性 ·················60

4. 如何使用 PrEP ·····················64

4.1　用于 PrEP 的药物有哪些，应如何服用 ···64

　　4.1.1　PrEP 的首选方案是什么 ·······64

　　4.1.2　除 TDF/FTC 以外，PrEP 用药还有其他选择吗 ·····67

4.2　为什么按时按量服药很重要，如果漏服该如何处理 ·······69

　　4.2.1　不按时按量服药有何后果 ·······69

　　4.2.2　如果忘记服药，是否应该补吃 ·····70

4.3 使用 PrEP 就可以为所欲为吗·······72

4.4 如果性行为频率很低,也要每日服用 PrEP 药物吗·······74

    4.4.1 什么是按需服药·······74

    4.4.2 所有高风险人群都可以按需服药吗·······78

4.5 服用 PrEP 可能出现哪些副作用·······79

4.6 什么情况下可以停用 PrEP·······81

4.7 如果使用 PrEP 过程中发现感染 HIV,该怎么办·······82

4.8 使用 PrEP 的过程中还需要去医院吗·······84

5. 开展 PrEP 相关工作的实际考量·······86

5.1 我国 PrEP 推广现状如何·······86

5.2 哪些人群可以作为社区组织重点宣教对象·······87

5.3 如何才能更有效地宣传 PrEP·······89

    5.3.1 可以通过哪些途径和方式进行宣传·······89

    5.3.2 宣教时需要注意哪些原则·······91

5.4 会有人对 PrEP 感兴趣吗·······94

5.5 服务对象对 PrEP 很有兴趣,该如何引导和帮助
他们·······94

    5.5.1 工作宗旨·······94

    5.5.2 案例 1:对 PrEP 感兴趣的男男性行为
咨询者·······96

    5.5.3 案例 2:单阳家庭的备孕女性咨询 PrEP 的
应用·······99

5.6 潜在 PrEP 使用者一般会有什么顾虑或疑惑·······102

5.7 服务对象存在高危行为,但对 PrEP 不感兴趣或
有所顾虑,该如何引导和帮助他们·······103

5.7.1 工作宗旨 ······103

5.7.2 案例 1：自认为感染风险不高 ······104

5.7.3 案例 2：担心药物副作用 ······106

5.7.4 案例 3：顾虑经济负担 ······109

5.7.5 案例 4：怕麻烦 ······111

5.8 如何帮助 PrEP 使用者保持服药依从性 ······115

5.8.1 PrEP 使用者的用药依从性如何 ······115

5.8.2 PrEP 使用者不依从用药的潜在原因 ······116

5.8.3 如何帮助 PrEP 使用者依从用药 ······117

5.9 如何督促 PrEP 使用者定期回医院随访 ······117

5.10 如何帮助 PrEP 使用者减少高危行为 ······119

5.11 PrEP 使用过程中如果发现"HIV 感染"应如何协助

处理 ······121

术语索引 ······123

附录 ······129

附录一 PrEP 主要研究汇总 ······130

附录二 部分可提供 PrEP 服务的医疗机构名单 ······131

附录三 其他 PrEP 信息获取渠道 ······132

参考文献 ······135

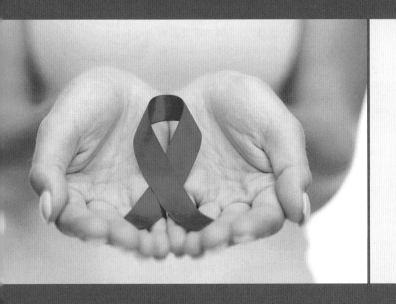

知识速览

什么是 PrEP?

暴露前预防
(pre-exposure prophylaxis, PrEP)

一种预防 HIV 感染的生物学干预手段, 通过在可能接触 HIV 之前服用抗病毒药物来预防 HIV 感染

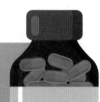

本质: 1~2 种抗病毒药物
核心技能: 抑制 HIV 复制

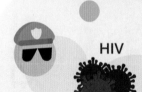

HIV

HIV 感染风险
可达 **90%**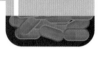

PrEP 是安全的, 且通常不会造成耐药!

1 副作用少且轻微
少部分个体可能会出现恶心、头痛、体重下降等

2 副作用持续时间短
大多数症状会在四周内消失或缓解

 3 骨肾功能轻度下降趋势可逆
小部分 TDF/FTC 使用者骨、肾参数可能轻度变化,
但停药后可恢复

4 体内无 HIV ➡ 不会耐药

TDF/FTC: 恩曲他滨替诺福韦片

谁应该、谁适合使用PrEP?

是否适用，须由医生评估决定！

 HIV 感染风险高

无保护性行为

共用针具吸毒

新近诊断 STI

风险判断依据:
环境、行为特点
（而非身份标签）

 HIV 阴性

HIV 感染者 + PrEP 可能会导致耐药

HIV 自检结果阴性
≠ HIV 阴性
（注意排除急性期感染的可能）

 其他条件

- 年龄 18 周岁#及以上，意识清醒，精神正常，能够自主决策
- 同意按时按量服药、按时参加随访检测
- 无不适宜服用 TDF 等暴露前预防药物的情况

特殊人群
亦可使用 PrEP

备孕、怀孕、哺乳期女性

乙肝病毒感染者

骨密度略低者

禁忌证

- HIV 感染或疑似 HIV 感染者
- 肌酐清除率 <60ml/min
- 对于 PrEP 方案中的药物存在过敏或者禁忌的情况

STI: 性传播疾病; #TDF/FTC 可以应用于体重 ≥35kg 青少年，但该适应证不在本书讨论范围

如何服用 PrEP?

按时按量服药对 PrEP 的预防效果至关重要!

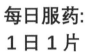

每日服药:
1 日 1 片

每 24 小时
口服 1 片
不受食物限制

每日1片

偶尔一次漏服:
"18 小时"原则

18 小时内补服一片
18 小时后不用补服

反复或连续漏服:

- 加强依从性教育
- 评估是否应停用 PrEP
- 评估是否需要转用暴露后预防

性行为不频繁*且具有计划性的男男性行为者^也可以考虑

按需服药: "2+1+1"
- 性行为发生前 2~24 小时内服用 2 片
- 首次服药后 24 小时及 48 小时再各服用 1 片

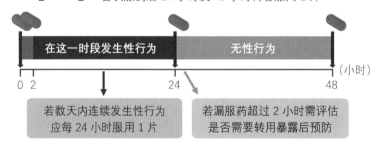

在这一时段发生性行为 | 无性行为

(小时)

0 2 · · · · · · · · · 24 · · · · · · · · · 48

若数天内连续发生性行为
应每 24 小时服用 1 片

若漏服药超过 2 小时需评估
是否需要转用暴露后预防

*指平均一周不超过一次;^有乙肝病毒感染或存在阴道性行为者不适用

其他 PrEP 相关常见问题 (1/2)

Q: 可以从什么渠道获取 PrEP?

PrEP 服务应由正规医疗机构提供!

PrEP 药物可从正规医院或药店购买, 且必须凭处方使用, 不应擅自购买使用!

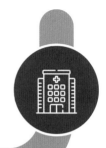

Q: 使用 PrEP 前需要进行哪些检测?

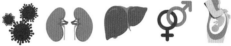

HIV、肾功能、肝炎病毒、性传播疾病、妊娠检测等。

Q: 使用 PrEP 就可以为所欲为吗?

不可以!

PrEP 的保护效力并非 100%, 也无法预防其他性传播疾病, 应当与其他常规预防手段相结合以追求最佳预防效果。

 + =

其他 PrEP 相关常见问题 (2/2)

Q: 使用 PrEP 的过程中还需要去医院吗?

需要!

每 3 个月需前往医院接受随访检查, 包括处方 PrEP 药物、监测 HIV 感染状态、监测副作用及骨肾功能、评估服药依从性等。

Q: 什么情况下可以停用 PrEP? 如何停药?

PrEP 使用者不可擅自停药, 须由医生评估同意, 并严格遵循其建议的时机停药, 不可说停就停!

允许停药的几种常见情况
- 使用者强烈要求停药
- 暴露于 HIV 感染的风险降低
- 无法耐受药物副作用
- 经评估及教育后服药依从性仍不佳

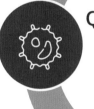

Q: 如果使用 PrEP 过程中发现感染 HIV, 怎么办?

立即停药并就医!

一旦确诊应尽早开始抗病毒治疗, 有条件的情况下, 应进行耐药检测, 以确保抗病毒方案的合理性。

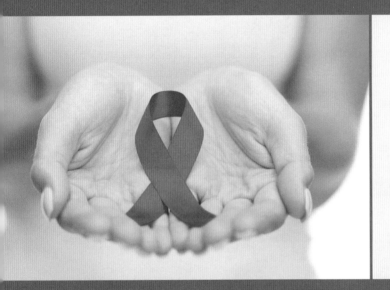

手册正文

1. 手册导言

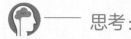—— 思考：

作为一名社区工作者——

1. 为什么要学习 HIV PrEP 相关知识？

2. 工作中应该如何研读、运用这本手册？

1.1 社区组织在艾滋病防治工作中的关键角色

自 1985 年以来，我国艾滋病（AIDS）防治工作已开展了 36 年。这期间，通过各方面的共同努力，艾滋病综合监测和诊治体系已基本完善，输血传播基本阻断，母婴传播和注射吸毒传播亦得到了有效控制，艾滋病疫情总体保持在低流行水平。然而，随着感染人群构成的转变，艾滋病防治工作开展难度也进一步加大。国家卫生健康委统计显示,截至 2020 年 10 月底,我国报告现有艾滋病病毒(HIV)感染者约 104.5 万,新报告病例中 95% 以上为性传播(包括异性和同性性传播)[1],传播影响因素更加复杂,宣教干预难度更大。

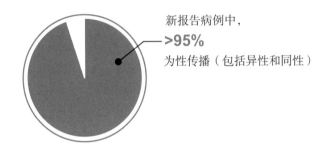

新报告病例中,
>95%
为性传播(包括异性和同性)

　　面对疫情防控新形势、新要求,社会共同参与是进一步推动防艾工作的关键,社区组织① 在这其中发挥着无可替代的作用,尤其是在以下两方面:

　　1. 深入群众 ➡ 提高干预措施覆盖面。

　　2. 衔接艾滋病高风险及患者人群与疾控、医疗和政府管理部门 ➡ 协调优化艾滋病防控策略。

---

　　① 社区组织(community based organization,CBO)指服务某一社会群体(或因地理位置、或因某些共同特性而形成的生活上相互关联的大集体)的非营利性组织,包括但不限于:居委会,社区服务站,为特定群体(如男男性行为者、跨性别女性、女性商业性行为者)提供服务的民间组织(如深圳市贰伍捌彩虹关爱男性服务中心、重庆蓝宇工作组、广同网等)。

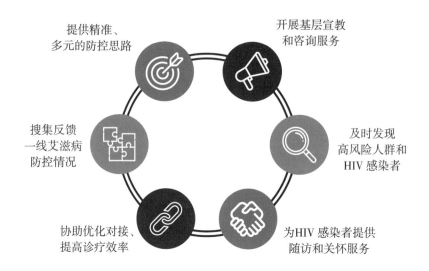

对于社区工作者来说,参与防艾抗艾是一份义不容辞的使命和担当,意义深远而重大!

1.2　为什么要学习艾滋病防治知识

 传递正确知识、
准确解答公众疑惑 加强对话效率、协助
合理优化防控策略

公众　　　　　　　　社区工作者　　　　　医疗/疾控决策者

艾滋病防治工作的有效开展需基于科学合理的防控政策和实施方案。作为社区工作者,首先要科学认知艾滋病及其防治手段,这样才能确保基层宣教和咨询工作的质量。尽管各级部门已通过多种渠道大力宣传,公众对艾滋病仍然存在这样或那样的误解。社区组织作为人民群众最直接的信息来源,若能向公众宣讲传递正确的艾滋病防治知识,将有助于消除社会中不必要的恐惧和歧视。面对重点防控人群和 HIV 感染者时,掌握了正确艾滋病防治知识的社区工作者能够科学准确地解答其疑惑,并有针对性地引导其践行健康行为、接受专业诊治。对上而言,掌握艾滋病防治知识亦有助于社区工作者与医疗机构和疾控决策部门对话,发挥主观能动性,协助政府合理优化防控策略、提高工作效率。

为此,社区工作者应主动参加各级培训、及时掌握艾滋病防治的最新动态,同时积极总结实践经验、查漏补缺,不断提高自身服务能力。

1.3 当前形势下 PrEP 有什么意义

目前,HIV 感染尚不可治愈,高效抗反转录病毒治疗(即俗称的"鸡尾酒疗法")虽可有效控制 HIV 感染者的病毒复制并降低其传播 HIV 的风险,但全球尚无针对 HIV 的有效疫苗。因此,通过其他生物学和行为学干预预防 HIV 传播是防艾抗艾的关键!

如 1.1 所述,既往艾滋病防治工作虽有显著成效,但部分重点人群的防控形势依然严峻。尤其是 HIV 经性传播方式波及范围广泛,影响因素复杂多样,传统的防控措施无法充分有效控制 HIV 经性途径的传播。

暴露前预防(PrEP)作为一种新型有效的生物学预防方法,可以在公共卫生层面有效遏制 HIV 的传播。

● PrEP 是什么

—— 划重点 ——

PrEP 是一种通过服用抗病毒药物来预防 HIV 感染的新型生物学方法,在 HIV 高风险人群中推广有助于遏制艾滋病的传播。

世界卫生组织建议,在 HIV 年新发感染率 >3% 的高风险人群①中开展 PrEP;在整体 HIV 感染率较低的地区,也可能存在具有 HIV 高感染风险的个体需要使用 PrEP[2]。

PrEP 发展里程碑

2012 年 7 月,美国食品药品监督管理局批准首个 PrEP 药物 TDF/FTC。

2014 年 7 月,美国疾病预防控制中心发布电子版美国 PrEP 用药临床实践指南,建议具有 HIV 高感染风险的男男性行为者、性活跃的异性性行为者、HIV 单阳伴侣阴性方、静脉药瘾者四类人群接受 PrEP[3]。

2015 年 9 月,世界卫生组织发布 HIV PrEP 指南,将 PrEP 适用人群由男男性行为者、HIV 单阳伴侣阴性方、跨性别者、静脉药瘾者等特定人群扩大至 HIV 年感染率 >3% 的高风险人群,并明确指出应根据个体感染风险而非其身份实施 PrEP[2]。

① 即 1 年时间内,100 个人中有超过 3 人报告感染 HIV 的人群。在中国,这主要包括男男性行为人群等。

● PrEP 真的可以在公共卫生层面遏制 HIV 的传播吗

自推广以来,PrEP 策略已在多个国家地区初见成效,与"治疗即预防"策略 [1] 双管齐下,共同降低了高风险人群艾滋病发病率。

案例 1:美国旧金山

美国旧金山是最早推广 PrEP 的地区之一,该市男男性行为人群 PrEP 适用者中,PrEP 药物使用率由 2014 年的 11.1% 增长到 2016 年的 39.6%;相应地,全市 2016 年新发现 HIV 感染者较 2012 年降低 51%(图 1-1)[4]。

案例 2:澳大利亚新南威尔士

2016 年,澳大利亚新南威尔士州启动 EPIC-NSW 研究,招募当地约 3 700 例男男性行为者(约合当地 HIV 阴性或未知男男性行为人群的 10%)使用 PrEP 药物预防 HIV 感染,研究开始后 1 年内该人群新近 HIV 感染率较历史数据下降 32%(图 1-2)[5]。

---

① 即通过广泛检测和积极治疗来降低 HIV 感染者体内的病毒含量,从而起到阻断 HIV 进一步传播、预防新增感染的作用。

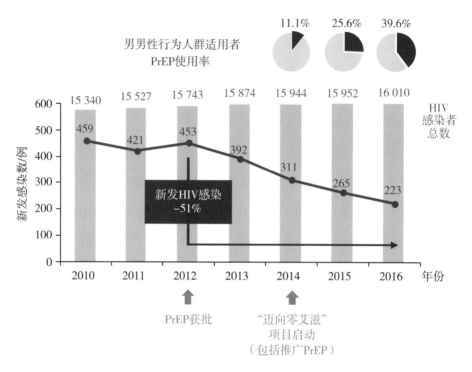

图 1-1　美国旧金山 PrEP 实施情况及 HIV 新发感染数变化

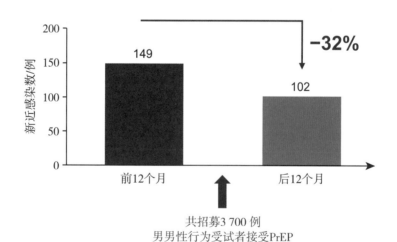

图 1-2　EPIC-NSW 研究前后当地男男性行为人群新近感染数变化

● 我国鼓励使用 PrEP 吗

目前,我国正在大力推广 PrEP 相关工作(图 1-3),以进一步降低艾滋病流行水平。

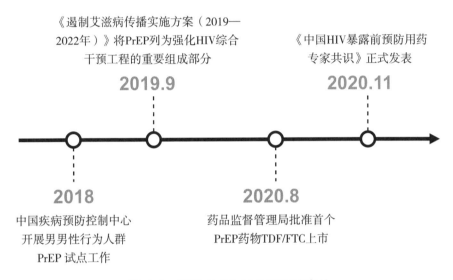

图 1-3　我国 PrEP 相关里程碑事件

2018 年,中国疾病预防控制中心性病艾滋病预防控制中心在北京、天津、黑龙江、湖南、广西、贵州和云南 7 个省(自治区、直辖市)开展男男性行为人群 PrEP 试点工作。

2019 年 9 月,由国家卫生健康委等 10 部门联合制定的《遏制艾滋病传播实施方案(2019—2022 年)》正式印发,其中开展 PrEP 试点工作、完善政策并逐步推广是强化 HIV 综合干预工程的重要组成部分[6]。

2020 年 8 月,我国药品监督管理局批准首个 PrEP 药物 TDF/FTC 上市。

2020 年 11 月,《中国艾滋病性病》杂志发表《中国 HIV 暴露前预防用药专家共识》[7]。

1.4 谁适合阅读本手册

本手册面向社区组织及社区工作者,旨在帮助社区工作者正确理解 PrEP 相关知识,使其在日常工作中能为有需求的服务对象提供一定的引导,促进社区组织开展符合国家规定与专业医学指导的 PrEP 宣教活动和相关服务工作。

基于此初衷,本手册的内容撰写以社区工作者的工作需求为出发点,情景模拟、案例分析等内容皆以社区工作者视角展开。高风险人群和医疗卫生专业人士并非本书的目标读者群。

另外,考虑到社区工作者通常需要采用通俗易懂的语言与服务对象进行沟通,为便于社区工作者直接将手册中的 PrEP 相关知识转达给服务对象,本手册在撰写中对部分专业概念进行了通俗化解释,相关术语的准确表述请以《中国 HIV 暴露前预防用药专家共识》和学术文献为准。

1.5 手册使用方法导航

1.5.1 主要内容及结构

知识速览:以可视化的信息图表形式总结 PrEP 相关内容,便于读者快速浏览核心知识。

第 1 部分内容简要介绍社区工作者为何要学习 HIV PrEP 相关

知识,以及应该如何运用学习本手册。

第 2~4 部分内容分别从"什么是 PrEP""谁应该、谁适合使用 PrEP"以及"如何使用 PrEP"三方面,全面介绍社区工作者需要了解的 PrEP 知识,以便在宣教活动和咨询服务中为高风险人群提供科学准确的解答。

第 5 部分内容重点针对社区工作者,从社区组织的角度探讨开展 PrEP 相关工作中需要注意的问题以及可能面临的挑战,希望起到抛砖引玉的作用,激发社区工作者深度思考、进一步探索适合我国国情的 PrEP 推广模式。同时,该章节也将结合相关案例和情景模拟,回顾手册中提及的相关知识点,并重点讲解可能发生的复杂情况及处理思路,为读者提供参考。

术语索引:列举主要术语的中英文全称(包括缩略语)及其含义,方便读者查询。

附录:提供 PrEP 额外信息及信息获取渠道,供感兴趣的读者自行拓展学习。

1.5.2 图例导览

—— 划重点 ——

　　针对每个个体,需要根据他/她所处的环境和行为方式来判断是否存在较高的 HIV 感染风险,不能因其某些身份标签一概而论。

划重点:
必须掌握
的核心知识

HIV 抗病毒药物小档案[7,9]

延展知识点:
提供额外信息,
供感兴趣的读者
自行拓展学习

主要技能:抑制 HIV 复制。

常用药物:富马酸替诺福韦二吡呋酯(TDF)、富马酸丙酚替诺福韦(TAF)、拉米夫定(3TC)、恩曲他滨(FTC)、依非韦伦(EFV)、比克替拉韦(BIC)、多替拉韦(DTG)等。

主业:治疗 HIV 感染;多种抗病毒药物联合使用(即"鸡尾酒疗法")杀伤力更强。

副业:HIV 暴露前和暴露后预防;比如,TDF 联合 FTC(TDF/FTC)可用作 PrEP。

PrEP 药物应该什么时间吃呢? 白天带着药瓶走动的话动静也不小,我不想让同事察觉出异样……

服务对象

这个药什么时间吃都可以,您看您什么时候方便! 您这个情况可以考虑晚上回家再吃,比如说每天晚上 10 点吃。不过一旦开始吃,这个时间就要尽量固定下来,建议您设个闹铃每天提醒自己。

社区工作者

情境模拟:
模拟社区工作者与来
访咨询者之间的对话,
以便读者了解工作中
可能遇到的真实问题
及应该如何回答

2. 什么是 PrEP

 —— 思考:

1. 在宣教活动和咨询服务中,社区工作者应如何介绍 PrEP?

2. PrEP 和其他预防 HIV 感染的手段有什么区别?

2.1 HIV 暴露是怎么回事

通俗地说,HIV 暴露就是破损的皮肤或黏膜①直接接触到了 HIV (图 2-1)。在这种情况下,病毒可以通过破损的皮肤或黏膜进入人体,有可能造成接触者感染 HIV。

---

① 黏膜:黏膜是能分泌黏液的膜状结构,能起到免疫防御的作用。人体黏膜包括口腔黏膜、眼睑黏膜、鼻黏膜、胃肠道黏膜、阴道黏膜等。

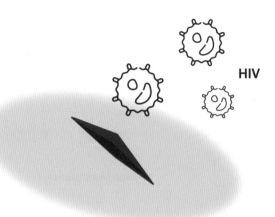

破损的皮肤或黏膜

图 2-1　HIV 暴露

关键词 1:破损

这里之所以要强调"破损",是因为完整的皮肤和黏膜如同一道天然屏障,能够阻挡 HIV 入侵,迫使其留在体外。而且,HIV 在体外环境极为不稳定,易丧失感染力,即使一段时间后再接触到破损的皮肤、黏膜,也难以入侵人体。因此,只有当皮肤或黏膜出现破损时,HIV 才有入口进入接触者的血液,进而造成感染。

关键词 2:HIV

HIV 主要存在于感染者的体液中,例如血液、精液、阴道分泌物、羊水和乳汁等;汗液、尿液、唾液所含病毒量极低,通常不具有传染性。

—— 划重点 ——

HIV 暴露是指破损的皮肤或黏膜直接接触到含有 HIV 的体液,使得 HIV 有机会进入人体,可能导致感染。

HIV 职业暴露和非职业暴露

● 职业暴露：指由于职业原因而暴露在危险因素中，譬如医务人员在工作中接触 HIV 感染者的血液、组织液或其他体液，或是警察在追捕过程中被 HIV 感染者抓伤，或被 HIV 污染器械刺伤等。

● 非职业暴露：指在非工作环境下，与 HIV 感染者发生无保护性行为、输入可能被 HIV 感染的血液及血液制品、与 HIV 感染者共用针具注射毒品，或遭遇 HIV 感染者性侵犯等情况。

● 常见的 HIV 暴露场景

常见的 HIV 暴露场景包括无保护性行为、与他人共用静脉注射针具、接受不规范的医疗操作（如输入未经 HIV 抗体检测的血液或血液制品）等。在这些场景中，我们破损的皮肤或黏膜可能会接触到 HIV 感染者具有高传染性的精液、阴道分泌物及血液，从而发生 HIV 暴露（图 2-2）。

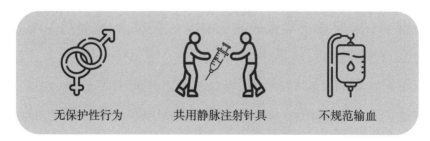

无保护性行为　　共用静脉注射针具　　不规范输血

图 2-2　常见的 HIV 暴露场景

需要注意的是，与 HIV 感染者的日常社交或家庭接触一般不会造成感染，通常不算是 HIV 暴露（图 2-3）[8]。

误区：一般日常活动会导致感染

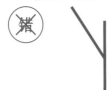

正解：与 HIV 感染者握手、一起用餐、共用卫生间、拥抱甚至亲吻等通常不会导致 HIV 感染。

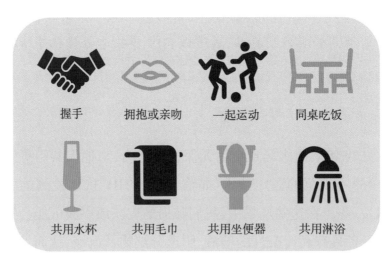

握手　　拥抱或亲吻　　一起运动　　同桌吃饭

共用水杯　　共用毛巾　　共用坐便器　　共用淋浴

图 2-3　与 HIV 感染者的日常接触通常不属于 HIV 暴露

由于 HIV 暴露会导致较高的 HIV 感染风险，在经历 HIV 暴露或疑似 HIV 暴露后，应尽快咨询疾控中心或感染科医生，并在医生建议下采取阻断手段（如服用阻断药等）以预防 HIV 感染，这属于暴露后预防（post-exposure prophylaxis，PEP），也有人将此戏称为吃"后悔药"。而除了暴露后预防外，我们也可以防患于未然，在可能发生 HIV 暴露前就先下手为强，提前服用预防药物，这就是我们说的**暴露前预防**。

2.2 PrEP 是如何预防 HIV 感染的

发生 HIV 暴露后，即使 HIV 已经进入人体，也不会立即造成感染，这就给我们阻断 HIV 感染创造了可能。

PrEP 药物的本质就是抗病毒药物。通过在 HIV 暴露之前在人体内预存抗病毒药物，PrEP 能帮助我们第一时间应对进入人体的 HIV，避免感染的发生。这就好比是在可能出现"危险分子"的地区提前部署"警察"，一旦发现"坏人"入侵，便能以最快的速度将其剿灭，避免他们实施"犯罪行为"（图 2-4）。

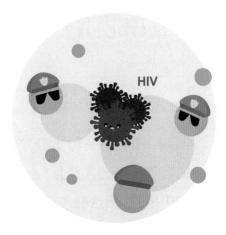

图 2-4　PrEP 药物可以在 HIV 进入人体后第一时间控制住它

—— 划重点 ——

PrEP 是一种预防 HIV 感染的生物学干预手段，通过在可能接触 HIV 之前服用抗病毒药物来预防 HIV 感染。

HIV 抗病毒药物小档案[7,9]

主要技能：抑制 HIV 复制。

常用药物：富马酸替诺福韦二吡呋酯（TDF）、富马酸丙酚替诺福韦（TAF）、拉米夫定（3TC）、恩曲他滨（FTC）、依非韦伦（EFV）、比克替拉韦（BIC）、多替拉韦（DTG）等。

主业：治疗 HIV 感染；多种抗病毒药物联合使用（即"鸡尾酒疗法"）杀伤力更强。

副业：HIV 暴露前和暴露后预防；比如，TDF 联合 FTC（TDF/FTC）可用作 PrEP。

● HIV 感染是如何发生、如何阻断的

感染：HIV 是一种十分狡猾的病毒，它们自身携带了一把特殊的"钥匙"，可以进入并且"占领"人体内负责守护健康的一类免疫细胞——T 细胞，把这些 T 细胞变成"病毒工厂"，利用细胞内的原料复制出大量的病毒，然后再去感染新的 T 细胞，如此反复（图 2-5）。如果不加以控制，新产生的大量病毒就会逐渐侵害患者的免疫系统，导

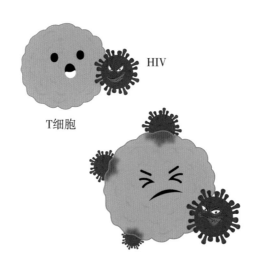

图 2-5　HIV 占领 T 细胞

致患者免疫功能下降,甚至发展为艾滋病,严重危害患者生命健康。

阻断:如果我们能够在 HIV 刚刚进入人体时阻止它复制,不让它们发展扩散成一支强有力的"犯罪团伙",那么这些势单力薄的危险分子就会被人体免疫系统制服,无法感染其他健康的 T 细胞,而已经被占领的少数 T 细胞最终也会被人体清除。这样我们就成功阻断了 HIV 感染。

HIV 感染和艾滋病(图 2-6)

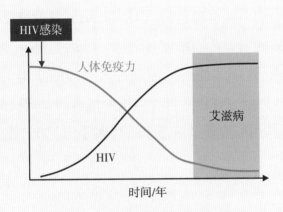

图 2-6　HIV 感染可导致艾滋病

- HIV 主要攻击人体免疫细胞。感染初期大部分感染者并不会出现明显症状,但若长期不进行抗病毒治疗,免疫系统将逐渐被 HIV 摧毁,最终几乎丧失所有免疫能力,发展为艾滋病。

- 免疫缺陷导致艾滋病患者抗感染及肿瘤的能力低下,因此,进入这个阶段的 HIV 感染者常出现各种感染以及恶性肿瘤,严重危害其生命健康。

● 从感染 HIV 到艾滋病发病之间的潜伏期通常为 2~10 年。抗病毒治疗可延长潜伏期,若治疗恰当,HIV 感染并不一定会发展成艾滋病。

需要注意的是,PrEP 的效果取决于使用者血液中的抗病毒药物是否充足。正如在"危险分子"经常出没的区域提前部署"警力",如果"警察"数量太少,一方面很难及时发现"坏人",另一方面,在"坏人"很多的情况下,少量的"警察"很难迅速制服它们。这也就是说,在使用 PrEP 预防感染时,我们需要保证血液中的抗病毒药物浓度(即血药浓度)达到一定高度,并维持在一定范围内,这样才能有效控制进入人体的病毒,达到预防 HIV 感染的效果。因此,PrEP 使用者应该严格遵照医嘱按时按量服用抗病毒药物,具体用药推荐及注意事项将在手册"如何使用 PrEP"中详细介绍。

血药浓度

含义:药物吸收后在血浆内的总浓度。

特点:

● 与药物作用和安全性息息相关:浓度过低达不到效果,浓度过高则可能引起副作用。

● 随药物的吸收代谢而变化:服药后血药浓度会因药物吸收而升高,随后又因药物代谢逐渐降低。

用药期间,需遵医嘱每隔一定时间持续服药,方可确保血药浓度始终维持在安全且有效的范围内。(图 2-7)

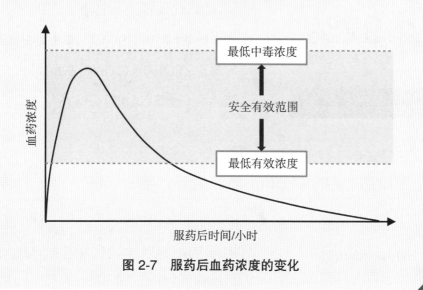

图 2-7　服药后血药浓度的变化

2.3　PrEP 有效吗

PrEP 可以有效预防 HIV 感染。临床研究显示,高风险人群使用 PrEP,其 HIV 感染风险降幅可达 90% 左右。

HIV感染风险

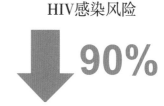

90%

● 临床研究结果

主要临床研究结果如下,更多研究数据请查阅(附录一)。

1. iPrEx 研究[10]

男男性行为者和跨性别女性。

HIV感染风险

92%

iPrEx 研究

试验方法：随机、双盲、安慰剂对照

试验地点：全球 6 个国家

试验对象：男男性行为者、跨性别女性

实验组：TDF/FTC（n=1 251 人）

对照组：安慰剂（n=1 248 人）

2. Partners PrEP 研究[11]

HIV 感染者的异性伴侣。

HIV感染风险

90%

Partners PrEP 研究[#]

试验方法：随机、双盲、安慰剂对照

试验地点：肯尼亚和乌干达

试验对象：HIV 感染者的异性伴侣

实验组：TDF/FTC（n=1 583 对）

对照组：安慰剂（n=1 586 对）

#该研究还设有 TDF 单药组，详情参见附录一

如何解读 PrEP 临床研究

随机、双盲、安慰剂对照试验

● 含义：指参与者被随机分为两组或多组，一组接受没有任何药物疗效、但与真实药物外观相似的"安慰剂"作为对照组，其余组别为接受真实药物的实验组。试验中，研究人员和参与者都不知道谁属于实验组、谁属于对照组。

● 地位：临床试验中常用的试验设计，可以最大限度地减少包括参与者心理因素在内的各种干扰因素所带来的偏差。

真实世界研究

● 含义：对常规临床实践中产生的真实医疗数据进行系统性收集和分析的研究。

● 地位：随机对照研究的重要补充，可反映实际医疗环境下药物的作用，帮助评估个体采用药物预防对其他行为的风险补偿。

计算 PrEP 保护效率

PrEP 可将感染 HIV 的风险降低 90%，这个数据是如何得出的呢

● 计算 HIV 感染率：研究者会分别统计对照组和实验组各有多少位参与者发生 HIV 感染，从而计算各组的 HIV 感染率。以每组各有 1 000 人为例，若对照组有 100 人发生感染、实验组有 10 人发生感染，那么这两组的感染率分别为 10% 和 1%。

● 计算 PrEP 保护效率：保护效率 =（对照组感染率 - 实验组感染率）/ 对照组感染率 ×100%，也就是使用 PrEP 避免了百分之多少的 HIV 感染病例。假定对照组和 PrEP 组感染率分别为 10% 和 1%，你得到 90% 这个答案了吗？

● 其他考量：若试验中很多参与者未能坚持按时按量服用

PrEP 药物（即用药依从性差），会对药物预防效果的评估造成负面干扰。因此部分试验中，研究人员会通过测量参与者血液中的药物浓度判断其依从性，排除依从性不佳的干扰后再计算 PrEP 真实的保护效率。

● 万一碰上 HIV 耐药病毒怎么办

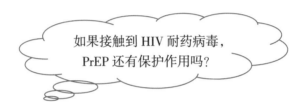

如果接触到 HIV 耐药病毒，PrEP 还有保护作用吗？

PrEP 标准方案为 TDF/FTC。如果接触到的 HIV 本身对 TDF/FTC 耐药（即无法被 TDF/FTC 有效抑制），PrEP 预防效果确实有可能受到影响，从而发生 HIV 感染[12,13]。不过，根据目前的研究报道，在坚持按时按量服用 TDF/FTC 进行 PrEP 期间感染耐药病毒株的情况还是非常罕见的。

当然，如果条件允许，对于伴侣为 HIV 阳性的潜在 PrEP 使用者，在使用 PrEP 前可以建议其 HIV 阳性伴侣接受耐药检测，以免出现 PrEP 无效的情况。

2.4 PrEP 安全吗

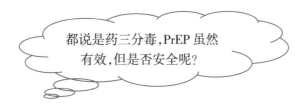

都说是药三分毒,PrEP 虽然
有效,但是否安全呢?

整体来说,PrEP 药物是安全的!

> 多数使用者不会出现副作用

10 项临床试验汇总结果显示,与使用安慰剂的对照组相比,PrEP 实验组出现副作用的患者占比并未显著增高[14]。

> 副作用持续时间小于 4 周

在刚开始使用 PrEP 的 4 周内,少部分个体可能会出现轻度的恶心、头痛、体重下降或其他症状,但这些副作用通常会在四周内消失或得到缓解[7]。

虽然 PrEP 安全性较好,但仍存在出现严重不良反应的潜在风险,社区工作者需敦促服务对象在 PrEP 使用前和使用中与医生进行详细沟通。

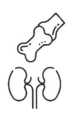

> 影响骨、肾功能

PrEP 标准方案中的 TDF 有可能影响骨、肾功能。PrEP 试验中,小部分使用者有出现骨密度、肾脏参数轻度变化的情况,不过目前试验中观察到的骨、肾功能轻度下降趋势在停药后是可逆转恢复的[15,16]。出于安全考量,肌

酐清除率 <60mg/min 的服务对象暂不建议使用 PrEP[7]，PrEP 使用者在服药期间也需定期检查骨、肾功能，以防出现异常。

> 乙肝病毒相关副作用

　　PrEP 标准方案中的 TDF 和 FTC 均有抗乙肝病毒活性，若使用不当（如随便停药），有导致乙肝急性发作的风险，从而影响乙肝的预后。因此，有 HIV 暴露风险的乙肝病毒感染者在使用 PrEP 前后还需由肝病或感染病专家协助会诊，避免出现乙肝相关副作用。

―― 划重点 ――

PrEP 具有良好的安全性，但作为处方药物，必须在医生指导和实验室监测下使用！

2.5　PrEP 会导致 HIV 耐药吗

　　除了安全性之外，有些咨询者还对使用 PrEP 是否会导致耐药抱有疑问。实际上，PrEP 并不会造成 HIV 耐药。

耐药性是如何产生的

　　耐药性是指病毒等微生物对于药物作用产生的耐受性。

　　● 在抗病毒治疗过程中，如果 HIV 感染者常常不规律服药，导致血药浓度不足，那么患者体内的病毒将不能被完全抑制。

● 在血药浓度不足的情况下,对药物敏感的"弱者"往往仍可被消灭,而那些因突变而产生更强"生命力"的"顽固病毒"则有可能存活下来,趁机复制。

● 通常情况下,"顽固病毒"在病毒群体中是非常少见的,但若血药浓度不足的情况常常发生,"顽固病毒"将在这样"优胜劣汰"的反复"选择"过程中不断扩增,并通过更多的基因突变升级成越发强大的"顽固病毒",导致药物的治疗作用明显下降,也就是产生了 HIV 耐药。(图 2-8)

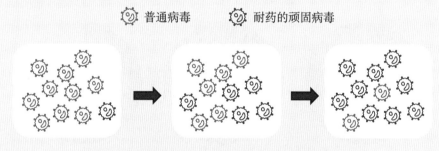

普通病毒   耐药的顽固病毒

图 2-8 抗病毒治疗时血药浓度不足可能导致耐药

● 为什么 PrEP 通常不会导致耐药

服用 PrEP 的过程中,其实并不具备产生 HIV 耐药的条件。

1. 体内无 HIV ➡ 不会耐药

病毒耐药性是在 HIV 感染者进行抗病毒治疗过程中产生的,但 PrEP 使用者本身为 HIV 阴性,体内原本并没有 HIV,耐药性也就无从谈起!

2. 按时按量服药 = 成功阻止 HIV 感染 ➡ 不会耐药

PrEP 使用者只要遵医嘱按时按量服药,其体内药物浓度足以在发生 HIV 暴露时完全抑制进入人体的病毒,将其消灭。HIV 根本无法侵染人体,也就没有耐药之说。

● 在什么情况下使用 PrEP 有可能导致耐药

1. 服用 PrEP 前已感染 HIV ➡ 易发生耐药

虽然 PrEP 一般不会导致耐药,但如果使用者在服用 PrEP 药物前就已感染 HIV,但由于种种原因没能及时检测发现而开始使用 PrEP,确实会有较高几率发生 HIV 耐药(图 2-9)[17]。

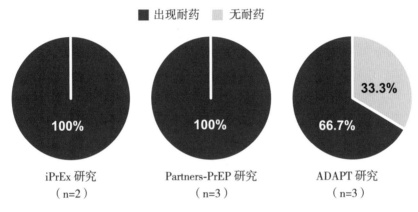

图 2-9 使用 PrEP 前已感染 HIV 的患者耐药风险高

这是因为在已经感染 HIV 的情况下,以预防感染为目标的 PrEP 药物浓度不足以完全抑制感染者体内大量的病毒,给之前提到的"顽固病毒"创造了"经反复选择产生耐药"的条件。因此,在进行 PrEP 之前检测确保使用者没有感染 HIV 是至关重要的。

2. 未按时按量服药 = 可能发生 HIV 感染 ➡ 感染后继续服药有可能引发耐药

PrEP 使用者若未按时按量服药,其体内抗病毒药物浓度不足,是有可能发生 HIV 感染的。若在不知已感染 HIV 的情况下继续使用 PrEP,则与上述在使用 PrEP 前已感染 HIV 的情况相似,同样具备引发耐药的风险。

不过,经常漏服药物的 PrEP 使用者体内抗病毒药物浓度可能非常低,即使已感染 HIV,通常也不足以对"顽固病毒"造成反复"选择"的压力。因此,未按时按量服药者产生 HIV 耐药的情况还是较为罕见的。临床试验数据佐证了这一点:iPrEx 研究数据显示,47 例因未按时按量服药而在 PrEP 使用期间发生 HIV 感染的个体中,无一例出现耐药(图 2-10)[18]。

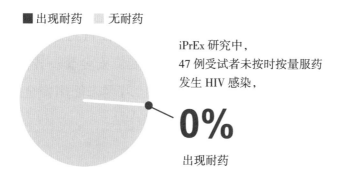

图 2-10　未按时按量服药导致 HIV 感染的患者耐药风险较低

2.6　PrEP 与其他预防 HIV 感染手段是什么关系

除了 PrEP 和暴露后预防这类通过抗病毒药物预防 HIV 感染的措施之外,日常生活中还有许多我们可以采取的预防措施,例如避免无保护性行为、避免使用任何未经充分消毒的皮肤穿刺工具(如针头和剃须刀)等。避免 HIV 高暴露风险行为是每个人都应采取的基本预防手段,PrEP 可在这些基本预防手段的基础上为高风险人群提供进一步的保护,但并不能替代基本预防手段。

另外,PrEP虽然可以安全有效地预防HIV感染,但它并不是万能的:

• 保护效力有限:虽然PrEP可以大幅降低HIV感染风险,但在图2-11中我们也看到,出于种种原因,临床研究中PrEP的保护效力并未达到100%。尤其是在未按时按量服药的情况下,PrEP的抗病毒效果得不到保证,更需要通过**安全行为**建立起另一层防御HIV的屏障。如果在不规律使用PrEP的情况下发生了HIV暴露,还需考虑转用**暴露后预防**。

• 保护范围有限:以预防通过无保护性行为感染HIV为例,作为有针对性的抗HIV药物,PrEP并不能像**安全套**一样,同时起到帮助预防其他性传播疾病的作用。而且,若因未使用安全套感染其他传播性疾病,还会增加感染HIV的风险[19]。

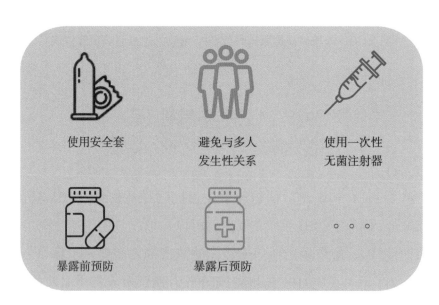

图2-11 预防HIV感染的常用措施

● **适用场景有限**：PrEP 药物仅适用于暴露前预防，若服务对象已发生 HIV 暴露，PrEP 无法对其进行有效阻断，应考虑采用**暴露后预防**。

● **适用人群有限**：PrEP 仅适用于高风险人群，HIV 感染风险较低的普通人群并无必要使用。此外，目前尚不推荐青少年和儿童使用 PrEP[①]，部分高风险成人（如存在严重肾功能损伤）也不适宜使用 PrEP[7]。这些人群只能采用**其他预防 HIV 感染的手段**。

由此我们可以看到，PrEP 虽然安全有效，但保护和适用范围有限，因此，即便正在使用 PrEP，高风险人群也不应忽略其他应当采取的预防手段！无论何时，HIV 阴性的高风险人群都应将健康掌握在自己手中，积极采取多项预防措施，多管齐下，以最大限度降低感染 HIV 的风险。

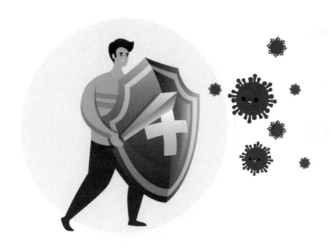

---

① TDF/FTC 可以应用于体重≥35kg 的青少年，但该适应证不在本书讨论范围。

—— 划重点 ——

　　PrEP 仅适用于高风险人群,且不能替代其他预防手段。在预防 HIV 感染时,我们应多管齐下,以最大程度降低感染 HIV 的风险!

3. 谁应该、谁适合使用PrEP

思考：

社区工作者遇到对 PrEP 感兴趣的咨询者或者 HIV 感染风险较高的个体时——

1. 该如何初步判断服务对象是否需要 PrEP？是否适合使用 PrEP？

2. 是否需要推荐其至当地有 PrEP 资质的医疗机构？

3.1 哪些人感染 HIV 的风险较高

如前所述，PrEP 是 HIV 感染高风险人群可以用来降低 HIV 感染风险的高效预防手段之一。"高风险人群"或"高危人群"是流行病学领域的常用概念，通常指 HIV 流行率比较高的人群。例如，2015 年我国艾滋病哨点监测数据显示男男性行为人群中约 8% 感染

HIV,静脉注射毒品人群中 3% 为 HIV 感染者,这些比例都远高于普通人群中的 0.05%(图 3-1)[9,20]。

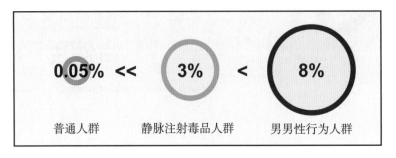

图 3-1 各人群中 HIV 感染比例

而在艾滋病防控领域,通常会用"重点人群"代指"高风险人群",一则是提示大家"这些人群是防控工作的重点",二则也体现出一个重要概念,即并不是每位吸毒者或每位同性恋者都面临同样的 HIV 感染风险。更具体地说,HIV 感染风险通常是由每个人的环境和行为决定的。

---- 划重点 ----

针对每个个体,需要根据他 / 她所处的环境和行为方式来判断是否存在较高的 HIV 感染风险,不能因其某些身份标签一概而论。

那么,哪些情况或行为会带来 HIV 感染风险呢? 第 2.1 节已简单介绍过,当来自 HIV 感染者的病毒经由性接触、血液、体液、破损皮肤等途径进入健康人的身体、且病毒数量足够大时,后者易感染 HIV。这一过程中,"病毒进入人体的渠道"及"病毒数量"是决定传染风险的关键。综合这两个因素,研究发现性传播、血液传播和母婴传播是 HIV 传播的三种主要途径(图 3-2)[9,21]。

> **性传播**
>
> 不安全的性行为中,病毒经由黏膜(阴道、直肠)、尿道口或存在于性接触部位(如阴茎)的伤口进入,导致感染

> **血液传播**
>
> 病毒经由输血、静脉注射等形式进入血液循环,导致感染

> **母婴传播**
>
> 当母亲携带大量病毒时,病毒在子宫内、在分娩时通过羊水、血液,或在哺乳时通过母乳感染婴儿

图 3-2　HIV 传播途径

了解了 HIV 的传播途径和原理后,我们可以发现,艾滋病防控重点人群之所以感染 HIV 的比例高,是因为这些人群中的部分个体可能存在一些带来 HIV 感染风险的"危险行为"(知识点 3-1)。但如果重点人群中的某些个体能自行避免这样的危险行为,他们就能有效降低自己的 HIV 感染风险;反过来说,即使不是一般意义上的防控重点人群,也有可能做出危险行为、导致自己面临感染高风险。

知识点 3-1:危险行为举例(包括但不限于)

● 吸毒人员:共用针具进行静脉注射吸毒,或在毒品影响下进行无套性交。

- 商业性行为者:发生性行为的对象数量多、流动性大、健康状况不明,且可能被迫进行无套性交。
- 男男性行为者:通过互联网或其他途径结交多个性伴或临时性伴、且不使用安全套。
- 有稳定配偶的异性恋女性:与配偶进行无套性交,而配偶由于嫖娼等原因感染了 HIV,尚未获得有效治疗。

因此,社区工作者在提供 PrEP 相关咨询服务时,应注意根据每位服务对象的具体情况作出风险评估,判断其是否需要使用 PrEP,切不可因某些身份标签而妄下定论。具体的评估方法我们将在第 3.2.1 节中作详细介绍。

如果服务对象非常担心自己感染 HIV、但又对 HIV 传播途径不太了解,应注意其是否存在以下误区。

 误区 1:男同性恋一定都会感染 HIV。

正解:造成感染的不是"男同性恋"这个身份,而是多性伴、无保护性交等危险的性行为。

 误区 2:和我一起租房的室友是 HIV 阳性,我一定会感染 HIV。

正解:与 HIV 携带者共享生活空间、一起用餐、共用卫生间马桶等通常不会导致 HIV 感染。

误区 3:我一般是插入方所以不会感染 HIV。

正解:无论是异性还是同性性行为中的插入方,都可经由阴茎顶端(或尿道口)、包皮或阴茎其他部位的皮肤黏膜破损感染 HIV。

HIV 是如何在无保护性行为中传播的[21]?

肛交

- 感染风险:所有性接触方式中最高;被插入方 > 插入方。
- 传播途径
  - 被插入方:可经由直肠黏膜或破损伤口进入体内。
  - 插入方:阴茎顶端(或尿道口)、包皮或阴茎其他部位的皮肤黏膜破损而感染。

阴道性交

- 感染风险:风险较高,略低于肛交中的插入方;女性大多经由阴道性交感染。
- 传播途径
  - 被插入方:可经由阴道和子宫颈的黏膜或破损伤口进入体内。
  - 插入方:若对方阴道液或血液带有 HIV,可经由阴茎顶端(或尿道口)、包皮或阴茎其他部位的皮肤黏膜破损进入体内。

其他性接触方式

● 口交:伴有口腔溃疡、牙龈出血,或伴有生殖器疮,以及其他性传播疾病,均可增加口交中感染 HIV 的风险;口交过程也存在感染其他性传播疾病的风险。

● 女 - 女性交:女 - 女性交中感染 HIV 的案例较为少见;但若阴道或口腔黏膜接触到含 HIV 的阴道液或经血,也有感染 HIV 的风险。

3.2 要满足哪些条件才能使用 PrEP

具有高 HIV 感染风险的个体应该考虑使用 PrEP,以避免感染。但是,如何判断服务对象是否真的存在 HIV 感染高风险行为? 只要存在高风险行为就适合使用 PrEP 吗? 服务对象需要满足哪些条件才能使用 PrEP ?

—— 划重点 ——

简单来说,使用 PrEP 需要满足以下几个条件:

☑ HIV 感染风险高

☑ HIV 阴性

☑ 年龄 18 周岁及以上 *

☑ 同意按时按量服药、按时参加随访检测

☑ 意识清醒,精神正常,能够自主决策

☑ 无不适宜服用 TDF 等暴露前预防药物的情况

* 根据 TDF/FTC 中文说明书,TDF/FTC 可以应用于体重≥35kg 青少年,但该适应证不在本书讨论范围,详见 3.4.5。

3.2.1　条件 1:HIV 感染风险高

3.1 节中我们提到了 HIV 感染高风险行为以及相应重点人群的概念,并且着重强调了不应基于某种身份标签,而应基于个体行为来判断其 HIV 感染风险。因此,面对咨询对象,我们可以针对无安全套性行为、共用静脉注射吸毒针具等高风险行为进行提问,从而评估服务对象的感染风险。

例如,下述任何一个问题答案为"**是**",均可判断为"**HIV 高暴露风险**"。

过去 6 个月中:

❑ 您是否发生过无安全套的男男同性性行为或异性性行为?

❑ 您是否注射过违禁药品且有过共用针具的情况?

❑ 在您的性伴中,是否有 HIV 感染者?

❑ 您是否被新诊断患有性传播疾病,如梅毒、淋病和衣原体?

❑ 您是否多次使用过或者有意愿使用 PrEP 或 PEP 措施预防通过性传播途径或静脉注射传播途径的 HIV 感染?

注:上述性行为可以是肛交或阴道性交。

不过值得注意的是,若服务对象处于以下两种情况,一般可以认为"**不是 HIV 感染高风险行为**":

情况 1:其 HIV 阳性伴侣已开始抗病毒治疗,且病毒量在过去 6 个月内持续控制在检测不到的状态(U=U 状态)。

情况2：长期保持稳定单一的伴侣关系（包括异性或同性），且伴侣HIV阴性。

什么是"U=U" [22,23]

　　研究显示，若HIV阳性伴侣长期服用抗病毒药物，且血液中持续6个月以上未检测到HIV（即病毒量持续处于极低水平），其通过性途径将HIV传播给阴性伴侣的可能性几乎为零。研究者将此现象称之为"U=U"（undetectable=untransmittable，持续检测不到病毒＝不具传染力）。

● 为什么要询问性病感染情况

　　这一系列问题中，"你是否被新诊断患有性传播疾病？"看似与HIV感染无关，实则不然。近半年有其他性病感染史的人感染HIV的风险可能更高，是优先推荐PrEP的考量之一。

　　● 新近感染性传播疾病意味着服务对象或其伴侣近期可能发生过无保护性行为。

　　● 感染其他性病可能造成皮肤生疮或破损，在皮肤黏膜屏障被破坏的情况下，HIV暴露风险更高。

● 询问中是否需要关注高风险行为发生的时间点

　　如果服务对象在近期（尤其是3天内）发生过与HIV感染者无安全套性交等高风险行为，则可能需要使用暴露后预防，即第2章中提到的"后悔药"，而不是PrEP。

3.2.2　条件 2:HIV 阴性

服务对象

> 我不知道自己有没有感染 HIV,但是听了您前面的介绍,很担心自己会感染。如果已经感染了,还可以使用 PrEP 吗?

> HIV 阴性是使用 PrEP 的前提,确定感染 HIV 的人群是不可以使用 PrEP 的,需要尽快启动抗反转录病毒治疗。建议您先去医疗机构进行检查。

社区工作者

—— 划重点 ——

　　HIV 阴性是使用 PrEP 的必要条件,服务对象若已感染 HIV 则不可以使用 PrEP。

● HIV 感染者使用 PrEP 有什么后果

　　HIV 感染者确诊后需要接受由两种或三种不同机制的抗病毒药物组成的高效抗病毒治疗(即"鸡尾酒疗法"),才能有效控制已经发生的 HIV 感染。而 PrEP 药物仅为抗病毒治疗方案的一部分,并非完整的"鸡尾酒疗法",虽然可以有效遏制进入人体的 HIV 病毒侵染机体,但并不能有效对抗已经发生的 HIV 感染。如果在已感染 HIV 后持续使用 PrEP,有可能:

● 无法有效控制病情发展。

● 引起 HIV 耐药,对接下来的抗病毒治疗造成不良影响。

● 自检试纸阴性可以使用 PrEP 吗

服务对象

> 我前天刚刚用 HIV 试纸自检过,结果是阴性的,我可以使用 PrEP 吗?

> 启动 PrEP 前必须经过严格筛查,由专业医生评估您的 HIV 感染状态,自我检测结果阴性并不能作为启动 PrEP 的充分依据! 建议您前往医疗机构接受专业检测。

社区工作者

 HIV 自我检测结果不能作为启动 PrEP 的充分依据!

为确保服务对象没有感染 HIV,必须经过严格的检测筛查,并**排除其处于 HIV 感染窗口期的可能**。

HIV 感染窗口期

● **含义**:感染 HIV 后,HIV 会开始在人体内复制,同时人体免疫系统会产生针对 HIV 的特异性免疫球蛋白(即常说的抗体)来与之对抗。然而,达到足够数量、能用方法检测出的 HIV 及抗体是需要时间的(图 3-3)。在感染 HIV 的初始阶段,若 HIV 或抗体未能达到检测方法的下限,那么相应的检测结果将呈阴性。临床将人体感染 HIV 到血液中能够检测出 HIV 或 HIV 抗体的这段时间称为"窗口期"。

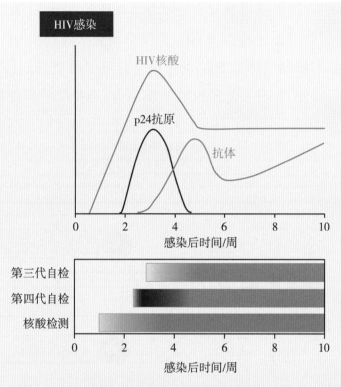

图 3-3　HIV 核酸、抗原及抗体随 HIV 感染变化情况及各检测方法窗口期

● **长度**:不同检测方法因其检测标志物和检测精度不同,对应的"窗口期"也有所差异。现有诊断技术检测 HIV 抗体、HIV 抗原和 HIV 核酸的窗口期分别为感染后的 3~4 周、2 周和 1 周左右。

● **HIV 自我检测**:虽然自我检测的窗口期随着技术发展逐渐缩短,但该方法仅可"检出",并不能完全排除 HIV 感染。

－ **第三代**:主要检测 HIV 抗体,可在感染后 3 周左右检出。

－ **第四代**:同时检测 HIV 抗体和 p24 抗原,可在感染后 2 周检出。

HIV 感染状态评估流程大致如图 3-4 所示,HIV 抗体检测结果为阴性的服务对象还需经过 HIV 急性感染症状筛查和 HIV 核酸检测,才能基本排除已感染 HIV 的可能。这些步骤就如同层层渔网,越织越密,以便"抓住"更多的 HIV 感染者,避免其错误使用 PrEP,

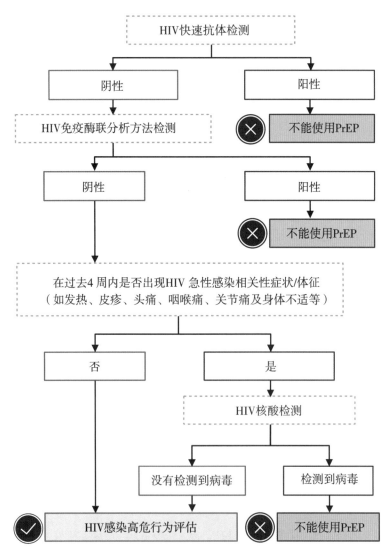

图 3-4　PrEP 前 HIV 感染状态评估流程

造成不良后果。若因检测条件不可及,暂时无法排除 HIV 急性感染的可能,因考虑至少延迟一个月、待重新确认 HIV 感染状态后再开始 PrEP。

—— 划重点 ——

服务对象的 HIV 感染状态需经过严格的检测筛查,排除处于 HIV 急性感染期的可能。HIV 自我检测结果不能作为启动 PrEP 的充分依据。

● 社区环境下如何初步评估

在社区环境下,社区工作者可以根据服务对象的 HIV 自我检测方法及结果、近期是否有过高风险行为、过去 4 周内是否有急性感染期相关症等信息,判断服务对象是否有处于 HIV 感染窗口期的可能性,从而初步评估其是否符合 "HIV 阴性" 这一条件。

这一评估过程也是发现 HIV 感染者或疑似 HIV 感染者的重要节点。前来咨询 PrEP 的服务对象往往处于高风险环境或伴有高风险行为,有可能已经感染 HIV。社区工作者在评估过程中可留心辨别,根据服务对象的具体情况采取相应措施,例如,引导其尽快前往医院或疾控中心接受检查、启动抗病毒治疗,或建议其及时服用暴露后预防药物进行阻断等。

图 3-4 中的 HIV 感染评估项目都是什么?

HIV 快速抗体检测

● 检测目标:HIV 抗体。

● 特点:简单快捷,但灵敏度较低;可自行检测。

● 检出人群:已经感染 HIV 一段时间且抗体水平较高者;通常用作初步筛查。

HIV 酶联免疫分析方法检测

● 检测目标:HIV 抗体。

● 特点:灵敏度高于快速检测;需要实验室条件方可进行。

● 检出人群:已感染 HIV 但抗体水平相对较低的感染者。

HIV 急性感染评估

● 定义:HIV 急性感染通常发生在初次感染 HIV 后的 2~4 周,是感染的初始阶段。

● 感染者表现:症状较为轻微,主要包括发热、皮疹、头痛、咽喉痛、关节痛及身体不适等。

● 解读:在急性感染期间,感染者体内 HIV 含量虽然较高,但是还未能产生足量的抗体,即处在抗体检测的"窗口期",因此基于抗体检测的酶联免疫分析方法无法检测到这一时期的 HIV 感染,需借由相关症状进行筛查,评估服务对象处于急性感染期的可能性。

HIV 核酸检测

● 检测目标:HIV 核酸。

● 特点:灵敏度高,感染后 1 周左右即可检出。

● 解读：在抗体检测结果阴性、且近期未出现急性感染症状的情况下，若未检测到 HIV 核酸，基本可以排除服务对象已感染 HIV 的可能性。

3.2.3 其他条件

其他条件还包括：

● 年龄 18 周岁及以上 [①]。

● 同意按时按量服药、按时参加随访检测 [②]。

● 意识清醒，精神正常，能够自主决策。

● 无不适宜服用 TDF 等暴露前预防药物的情况 [③]。

为了明确服务对象是否存在上述禁忌情况或其他需管理治疗的疾病，医生在确定服务对象 HIV 感染状态为阴性且确有较高感染风险后，还需进行一系列**实验室检查**，从而进一步评估咨询对象是否适合使用 PrEP。

我最近几天去医院检查了，确定是 HIV 阴性，我可以自己购买 PrEP 药物来使用吗？

服务对象

---

① 根据 TDF/FTC 中文说明书，TDF/FTC 可以应用于体重 ≥35kg 青少年，但该适应证不在本书讨论范围，详见 3.4.5。

② 依从性对 PrEP 预防效果至关重要，详见 4.2。

③ 如肾功能不全、对于 PrEP 方案中的药物存在过敏或者禁忌等。

使用 PrEP 前不仅需要评估 HIV 感染高风险和感染状态,还需进行一系列实验室检查来确保您使用 PrEP 期间的安全性。因此建议您前往具有 PrEP 资质的医疗机构就诊咨询,**不要擅自使用 PrEP**。

社区工作者

● 启动 PrEP 前还需要做哪些医学检查项目

➢ 肾功能检测

在使用前进行肾功能检查,主要是因为当前 PrEP 标准方案 TDF/FTC 暂不推荐应用于肌酐清除率低于 60ml/min 的肾功能损伤人群。因此,使用前评估肾功能对于确保安全用药尤为重要。

➢ 肝炎病毒检测

HIV 感染高风险人群如男男性行为者和静脉注射毒品者,也均属于乙肝病毒和丙肝病毒感染高风险人群。肝炎病毒检测对于伴有乙肝病毒感染且想要使用 PrEP 的服务对象尤为重要。PrEP 方案 TDF/FTC 对于乙肝病毒感染也有治疗作用,因此,乙肝病毒感染者需在专科医生的评估和监测下使用 PrEP,以免对乙肝治疗造成不良影响(详见 3.4.2)。

➢ 性传播疾病检测(如梅毒、淋病、衣原体等)

患有其他性传播疾病的个体 HIV 感染风险较高,近半年感染性病是 HIV 感染高风险的标志之一;反之亦然,HIV 高风险人群伴有其他性传播疾病的可能性也较高。目前我国提供免费 HIV 检测的机构通常也会提供免费的梅毒筛查,其他性传播疾病的筛查则根据不同地区需求和资源可及性而有所不同。

➤ 妊娠检测

在开展 PrEP 前检测女性服务对象是否怀孕更多是为了在了解女性参与者妊娠状态后评估怀孕女性母婴传播风险,并为其提供相应的咨询及教育服务,包括避孕知识、怀孕、生产及产后保健以及产后新生儿护理知识。

除了上述启动 PrEP 前的基线检查外,为确保使用过程中的安全性和有效性,使用者在应用 PrEP 的期间还需要定期前往医疗机构进行随访监测(详细内容将在 4.8 节介绍)。

❌ 在缺乏医生指导的情况下擅自服用 PrEP 药物是不可取的!

服务对象

我工作一直比较忙,不太容易请假去医院。请问使用 PrEP 前的评估大概需要多长时间才可以完成?

PrEP 使用前评估包括 HIV 暴露风险、HIV 感染状态、肾功能、肝炎病毒感染、性病检查等,但并不需要频繁前往医院。若检测和取药均在医院完成,您大致只需前往医院 2 次、每次咨询 10~20 分钟。具体视您个人和医院情况而定。这些评估是保障您安全使用 PrEP 的必须步骤,请您务必抽出时间前往医院检查。

社区工作者

—— 划重点 ——

如果遇到咨询者想自行通过互联网等渠道购买 PrEP 药品,应对其进行正确引导,建议其前往具有 PrEP 服务资质的医疗机构就诊咨询。

3.3 哪些情况不能使用 PrEP

☒ HIV 感染

☒ 症状 / 体征提示 HIV 急性期感染,存在近期暴露后感染的可能

☒ 肌酐清除率低于 60ml/min

☒ 对于 PrEP 方案中的药物存在过敏或者禁忌情况

3.4 还有哪些需要特别注意的情况

在实际工作中,社区工作者还有可能接触到一些有特殊情况的服务对象,譬如有怀孕需求,或是合并感染乙肝病毒。那么对于这些服务对象来说,PrEP 是否适用呢? 为他们提供咨询服务时,有哪些需要特别注意的情况呢?

3.4.1 女性在备孕、妊娠和母乳喂养期间能使用 PrEP 吗

服务对象

我和丈夫准备今年生孩子,但是我丈夫有 HIV。我们之前夫妻生活一直都有使用安全套,备孕期不能使用了,所以有些担心我和宝宝会不会感染 HIV? 听说 PrEP 可以预防 HIV,备孕的时候也可以用吗?

备孕、怀孕以及哺乳期的女性使用 PrEP 是安全的,但使用前需在医生指导下充分评估风险以及获益。

社区工作者

备孕、怀孕以及哺乳期的女性可以使用 PrEP,但使用前需在医生指导下充分评估风险以及获益。

● PrEP 是否会对胎儿造成影响

整体来说,使用 PrEP 并不会对胎儿造成影响。目前临床研究显示,备孕及怀孕女性使用 PrEP 不会造成胎儿缺陷、流产、早产或胎儿死亡[24];怀孕期间如果服用了 TDF,新生儿的头围和体长可能会略低,但是这种差异会在出生一年后消失,并不会造成长远影响[25]。哺乳期女性使用 PrEP,其母乳中 PrEP 药物含量很少,也不会对婴儿造成影响[26]。

● 孕期或哺乳期是否需要继续使用 PrEP

PrEP 是 HIV 男阳女阴伴侣孕育孩子的唯一解决方式吗

对于有生育需求的 HIV 男阳女阴伴侣来说,使用 PrEP 的主要优势在于此种方式能够实现自然受孕。但 PrEP 并非唯一的解决方法,也可以考虑人工受孕等方式。社区工作者可以视服务对象的具体情况和需求,建议其前往专业医疗机构进行咨询。

若孕期及哺乳期仍存在较高的 HIV 感染风险,继续使用 PrEP 是有益于保护其自身及婴儿的。女性 PrEP 使用者可在受孕后及生产后与医生充分讨论,衡量妊娠和哺乳期间继续使用 PrEP 的风险及获益。

• 若孕期或哺乳期发生高风险行为(如与阳性伴侣进行无保护性行为),感染 HIV 的风险较其非孕期 / 非产后女性更高[27]。

• 若哺乳期间感染 HIV,通过母乳传染给婴儿的可能性更高[28,29]。

3.4.2　乙肝病毒感染者能使用 PrEP 吗

 乙肝病毒感染者可以使用 PrEP,但需由专科医生进行评估和随访。

● 为什么乙肝病毒感染者使用 PrEP 需要咨询肝病科医师

这主要是因为 PrEP 标准方案中的 TDF 和 FTC 同时也有治疗乙肝病毒感染的效果,因此对于使用 PrEP 药物的乙肝病毒感染者来说,用药前、用药期间、如何停药以及停药后要怎么做都有更多考量。例如,乙肝表面抗原(HBsAg)阳性的 PrEP 使用者如果随意停药,可能会有乙肝急性发作的风险,造成严重肝脏损伤甚至死亡[30-32]。

若在社区工作中遇到想要使用 PrEP 的乙肝病毒感染者,需提醒服务对象除了咨询具有 PrEP 服务资质的医生外,还需到乙肝相关肝病科或感染科医生处定期就诊,以评估使用前、使用期间及停药时的安全性,避免产生不良后果。

3.4.3　肾功能损伤的人能使用 PrEP 吗

 暂不建议肌酐清除率低于 60ml/min 的肾功能损伤人群使用 PrEP。

PrEP 方案中的 TDF 经由肾脏代谢,有引起肾功能损伤的风险,因此暂不推荐肌酐清除率低于 60ml/min 的肾功能损伤患者使用含 TDF 成分的 PrEP 方案。具体情况需前往医院进行专业检测及咨询。

3.4.4　骨密度低的人能用 PrEP 吗

 骨密度低的人群可以使用 PrEP。

研究显示,PrEP 方案中的 TDF 虽有可能造成使用者骨密度降低,但停用后骨密度可逐渐恢复,且并不会增加骨折风险[16,33-35]。因此,骨密度低并非 PrEP 禁忌证。若服务对象本身有骨质疏松等情况,建议由专业医生评估是否可以使用 PrEP。

骨密度低的服务对象应寻求医生建议,针对骨密度情况进行改善。所有 PrEP 使用者均需定期前往医院复诊,接受检测评估,以确保使用期间的安全性。

哪些方式可以帮助改善骨密度

骨密度的改善应寻求医生建议,同时可以调整生活方式,如加强营养、均衡膳食、充足日照、戒烟、限酒等,或补充钙、维生素 D 等以增强骨骼健康。

3.4.5　青少年和儿童能使用 PrEP 吗

虽然多个国际指南及药物说明书已对青少年和儿童使用 PrEP 做出了一定推荐,但由于该人群接受 PrEP 的安全性和有效性数据不足、长期使用 PrEP 的安全性也尚不明确[36,37],《中国 HIV 暴露前预防用药专家共识》目前还未就这一人群的 PrEP 使用做出明确推荐[7]。本手册将不做过多讨论。

社区工作者若在日常工作中遇到有使用 PrEP 需求的青少年、儿童或其监护人,除了解答他们关于 PrEP 的疑问外,还可为其提供相关的宣教服务,帮助他们从行为上降低 HIV 感染风险,并寻求专业医务人员的咨询和建议。

3.5　社区环境下怎样初步评估 HIV 暴露风险及 PrEP 适用性

社区组织是向高风险人群进行 PrEP 宣教并为其提供咨询服务的第一线。有 PrEP 使用需求的服务对象可能在心理上也会觉得"去社区组织或者找自己熟悉的社区工作者问问"比"去医院"来得容易方便。因此,社区工作者在 PrEP 咨询服务中扮演着初步评估以及引导服务对象前往专业机构接受 PrEP 使用前评估检测的重要角色(图 3-5)。

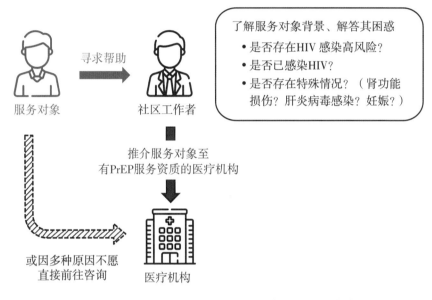

了解服务对象背景、解答其困惑
- 是否存在HIV 感染高风险?
- 是否已感染HIV?
- 是否存在特殊情况?（肾功能损伤？肝炎病毒感染？妊娠？）

服务对象　　寻求帮助　　社区工作者

推介服务对象至有PrEP服务资质的医疗机构

或因多种原因不愿直接前往咨询　　医疗机构

图 3-5　社区工作者在 PrEP 服务中扮演重要角色

那么,社区环境下要如何帮助服务对象初步评估他 / 她的 HIV 暴露风险程度和 PrEP 适用性呢?

3.2.1 节中我们提及了用于评估服务对象 HIV 感染风险的相关问题。除此之外,简单的调查问卷也可以帮助社区工作者快速评估服务对象 HIV 感染风险。表 3-1 就是一个快速筛查 HIV 高感染风险人群的问卷示例[38]。社区工作者可以基于这些工具,在面对面的咨询服务中引导服务对象如实回答。

表 3-1 快速筛查 HIV 感染风险问卷示例[38]①

问题	您的回答		
在过去 6 个月中,			
您与多少人发生过阴道性交或肛交?	≤1	2	3+
您每次性交时都使用安全套了吗?	是	否	不清楚
您是否被诊断有性病?	是	否	不清楚
您是否有感染了 HIV 的性伴侣?	是	否	不清楚
如果"是"的话,他或她是否有服用抗病毒药物 6 个月或以上?	是	否	不清楚
如果"是"的话,他或她的 HIV 病毒量是否处于检测不到的状态?	是	否	不清楚
在过去 3 天中,			
您是否与未接受治疗的 HIV 感染者发生过无保护的不安全性行为?	是	否	不清楚

答案分析:

如果选择的答案为 ［　　　　　　　］ 可考虑使用 PrEP

如果选择的答案为 ［　　　　　　　］ 则需考虑使用暴露后预防(PEP)

---

① 在筛查 HIV 感染风险时,还需注意咨询者近期是否有注射违禁药品且共用针具的情况。但基于我国国情,主动前来咨询并坦诚自身吸毒行为的服务对象较少见,因此问卷示例中暂未纳入相关内容。社区工作者或可在咨询过程中将之作为宣教内容,提醒咨询者:共用针具吸毒存在较高的 HIV 感染风险,若是有过相关高危行为,需前往专业医疗机构咨询检查。

在了解服务对象确实存在感染风险后,社区工作者可进一步了解服务对象是否存在特殊情况,如:

- 肾功能损伤。
- 肝炎病毒感染。
- 妊娠状态。

此外,社区工作者还可依照本章前述内容帮助解答服务对象的疑惑、告知 PrEP 适用性考量,并向服务对象推荐当地具有 PrEP 服务资质的相关医疗机构,帮助其前往就诊咨询、接受进一步检查。

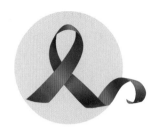

4. 如何使用 PrEP

 思考:

1. 有哪些注意事项需要提醒 PrEP 使用者?

2. PrEP 服药期间有哪些常见问题? 应如何解决?

4.1 用于 PrEP 的药物有哪些,应如何服用

首先需要明确的是,PrEP 服务应由正规医疗机构提供,PrEP 药物也需从正规医院或药店购买。我国暂无机构或社区组织免费发放或销售相关药物。

4.1.1 PrEP 的首选方案是什么

PrEP 药物方案有若干种,通常包含一种或两种抗病毒药物。

我国目前获药监部门批准且推荐使用的是由**富马酸替诺福韦二吡呋酯(TDF)300mg 和恩曲他滨(FTC)200mg** 组成的固定剂量复方制剂[7]。

2020 年 8 月 5 日,TDF/FTC 获得我国国家药品监督管理局批准,适用于处于较高 HIV 感染风险人群的 PrEP 用途,以降低成人及青少年(体重至少 35kg)的 HIV 感染风险[32]。

—— 划重点 ——

我国目前推荐的 PrEP 首选方案为 TDF/FTC。

TDF/FTC 在国际上获批用于 PrEP 的情况

TDF/FTC 于 2012 年获美国食品药品监督管理局批准用于 PrEP[39],随后被美国、欧洲、世界卫生组织等多部艾滋病相关指南列为 PrEP 推荐方案[2,3,40]。

● PrEP 适用于哪些人群

研究显示,TDF/FTC 适用于各种高风险人群(图 4-1),对于坚持每日服药者,其阻断 HIV 性途径传播的效力可高达 99%[3]。

● PrEP 药物(TDF/FTC)该如何服用

常规用法为**每日口服一次,每次一片,不受食物限制**[32]。男男性行为者亦可考虑采用"按需服药"的方案(详见 4.4 节)。

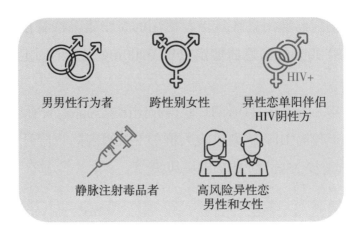

图 4-1 适用 PrEP 的高风险人群

> 其他相关问题[41]

可以和咖啡、茶、酒同时服用吗?

答:可以
- 咖啡因、茶碱、酒精不会影响 TDF/FTC 的代谢,因此不会影响 PrEP 的预防效果

可以和其他药物同时服用吗?

答:通常可以,具体用药情况需和医生确认
- TDF/FTC 与常用药物(如降压药、降糖药、抗菌药等)的相互作用较少,多数情况下可与其他药物同时服用,不会影响彼此的效果和安全性

服药后呕吐需要补吃么?

答:若服药后1小时内呕吐,应再服一次
(注:该建议参照其他 HIV 抗病毒药物,仅供参考)

4.1.2　除 TDF/FTC 以外,PrEP 用药还有其他选择吗

● PrEP 替代方案

出于 PrEP 药物可及性的考量,世界卫生组织和中国专家共识建议,在 TDF/FTC 复方制剂不可及的时候,根据各地区的药物可及性,可以考虑使用 TDF 和拉米夫定(3TC)(即 TDF/3TC[①])作为 PrEP 替代方案[7,43]。

● 未来展望 —— PrEP 新药

➢ TAF/FTC

● TAF 和 TDF 有什么关系

富马酸丙酚替诺福韦(TAF)是在 TDF 基础上研发生产的抗病毒药物,两者在人体内均可转化为活性成分替诺福韦,但 TAF 的稳定性和靶向性更好,可以说是 TDF 的"升级版"。

● TAF/FTC 预防效果如何

研究显示,TAF/FTC 用于 PrEP 对 HIV 的预防效果与 TDF/FTC 相当,且骨骼和肾脏安全性更好[45]。

---

①　目前采用 TDF/3TC 进行 PrEP 的研究数量有限,有效性证据尚不充足,因此国际艾滋病学会美国分会指南暂不推荐 TDF/3TC 用于 PrEP[42]。

TAF/FTC 在国际上获批用于 PrEP 的情况

● 2019 年 10 月,美国食品药品监督管理局批准 TAF/FTC 用于 PrEP,适用于体重≥35kg、有通过性行为(接受性阴道性行为除外)感染 HIV 风险的青少年及成人[44]。

● 2020 年版欧洲临床艾滋病学会指南将 TAF/FTC 推荐为男男性行为者和跨性别女性的 PrEP 药物[40]。

➢ 长效 PrEP 药物[46]

目前,有多种长效 PrEP 药物正在研发中。例如:

● lenacapavir

每 6 个月皮下注射给药一次的长效制剂;针对男男性行为者等人群的Ⅲ期 PrEP 试验即将开始[47]。

● 卡博特韦(cabotegravir)

每八周注射给药一次的长效制剂;最新研究数据显示其对于 HIV 的预防效果优于 TDF/FTC 且安全性好[48]。

● islatravir

每月口服一次的长效缓释制剂;针对男男性行为者、跨性别女性、高风险女性等人群的Ⅲ期 PrEP 临床试验正在进行中[49-51]。

● 达匹韦林(dapivirine)阴道环

每月更换一次的阴道环;相关临床试验数据显示其可以有效预防 HIV[52]。2020 年 7 月,达匹韦林阴道环获欧洲药品管理局批准用于预防 HIV[53];2021 年 1 月,世界卫生组织推荐高感染风险女性使用达匹韦林阴道环以预防 HIV 感染[54]。

相信不久的将来,可供选择的 PrEP 方案会更加丰富,能够满足不同人群的需求。

4.2　为什么按时按量服药很重要，如果漏服该如何处理

4.2.1　不按时按量服药有何后果

按时按量服药,顾名思义,就是谨遵医嘱在正确的时间服用正确剂量的药物,不漏服药物,也不擅自多服药物。对于采用"每日服药"方案的 PrEP 使用者来说,这意味着坚持**每天在固定的时间口服一片** TDF/FTC。

服务对象

PrEP 药物应该什么时间吃呢？白天带着药瓶走动的话动静也不小,我不想让同事察觉出异样……

这个药什么时间吃都可以,您看您什么时候方便！您这个情况可以考虑晚上回家再吃,比如说每天晚上 10 点吃。不过一旦开始吃,这个时间就要尽量固定下来,建议您设个闹铃每天提醒自己。

社区工作者

医学上将"按时间按剂量服药"称作"**用药依从**",能够坚持按时按量服药即为"依从性高",反之则视为"依从性差"。在 PrEP 使用过程中,保持高依从性才能确保使用者体内的抗病毒药物浓度始终处于有效范围内,这对取得良好的 HIV 预防效果至关重要,否则

PrEP 这道防御壁垒将形同虚设。研究显示，理应采用每日服药方案的 PrEP 使用者如果每周实际服药次数小于 2 次，PrEP 的保护效力不足 50%，感染 HIV 的风险大幅升高（图 4-2）[55]。

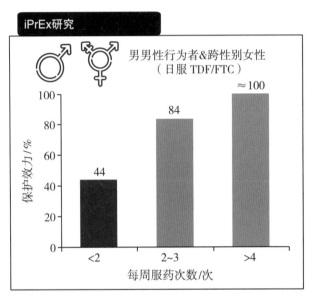

图 4-2　PrEP 预防效果与用药依从性相关

—— 划重点 ——

为保证良好的 HIV 预防效果，PrEP 使用者应切记按时按量服药，不可擅自改变服药频率与剂量。

4.2.2　如果忘记服药，是否应该补吃

实际生活中，即使医务人员和社区工作者反复强调，PrEP 使用者也可能因为各种原因漏服药物。出现这种情况的时候应该如何处理呢？

● 偶尔漏服如何处理

 服务对象如果只是偶尔漏服一次,可以参考"18 小时"原则判断是否需要补服药物(图 4-3)。

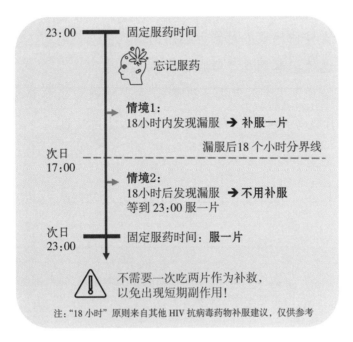

图 4-3 "18 小时"原则

● 反复或连续漏服如何处理

如果 PrEP 使用者出现反复漏服、连续漏服的情况,社区工作者应该对其加强依从性教育,并建议使用者咨询专业医生,评估是否应停止使用 PrEP,以及是否需要转用 PEP。

 当然了,社区组织可尽量从根源上协助 PrEP 使用者避免漏服药物。社区工作者可以通过帮助 PrEP 使用者设置手机闹铃提示或是在社群中发送提醒消息等方法提高其用药依从性(详见 5.8 节),也可在每次的随访服务中对 PrEP 使用者的用药依从性进行简单评估,引导其按时按量服药。

> **评估药物依从性的常用方法**
>
> 1. 直接询问服务对象近期用药情况。
> 2. 通过问卷调查了解服务对象漏服频率。
> 3. 对比 PrEP 处方药片数量和随访时剩余的药片数量,即通过计算服务对象的实际用药数量评估其依从性。

4.3　使用 PrEP 就可以为所欲为吗

服务对象

> 既然 PrEP 对 HIV 感染的预防效果这么好,那我以后是不是不需要戴套了?

> 不戴安全套是不可取的行为,安全套对于**进一步降低HIV 感染风险**和**预防其他性传播疾病**是非常必要的!

社区工作者

即使使用 PrEP,也绝不能为所欲为!

原因 1:进一步降低 HIV 感染风险

PrEP 对于预防 HIV 虽然非常有效,但整体保护效力因为种种原因并没有达到 100%。对于 HIV 的成功预防,PrEP 和更安全的行为(包括在性行为过程中使用安全套、不共用静脉吸毒针具等)是作为双保险存在的。

此外,PrEP 药物每日服药方案需要坚持服用一段时间后才能在体内维持较高的保护浓度,启动 PrEP 后立即发生无保护性行为更是不可取的!

PrEP 多久可以起效

每日服药方式的起效时间尚不明确。研究表明,TDF/FTC 在身体不同组织达到最高浓度的时间:直肠组织约为 7 天;血液约为 20 天;子宫颈阴道组织约为 20 天;阴茎组织尚无相关数据[3]。

原因 2:预防其他性传播疾病

PrEP 预防的仅仅是 HIV 感染,使用 PrEP 并不能预防其他性传播疾病。因此在这一层面上,PrEP 是无法替代使用安全套这类传统的性病预防策略的。

国外经验显示,为需要 PrEP 的人群提供咨询服务、教育服务与行为干预可以提升 HIV 的预防效果。所以在实际生活中,社区组织可以对 PrEP 咨询者进行正确的教育与引导,让咨询者认识到 PrEP 并不是预防 HIV 的全部,降低自身的风险行为对于预防 HIV 同样不可或缺。

—— 划重点 ——

即便使用 PrEP 也不能"为所欲为"！

PrEP 应当与其他常规预防手段相结合以追求最佳的 HIV 预防效果,采用和坚持更安全的行为对于终身预防 HIV 是至关重要的。

4.4　如果性行为频率很低,也要每日服用 PrEP 药物吗

服务对象

> 我没有固定的同性(男性)性伴,性行为不频繁,一个月 2~3 次,这种情况也需要天天吃药吗?

> 如果您的性行为**频率较低**且具有**计划性**,您不一定要天天吃药,可以考虑采取"**按需服药**"的 PrEP 方案。如果每周超过 1 次无保护性行为,建议日服。

社区工作者

4.4.1　什么是按需服药

按需服药,又称事件驱动服药(event-driven PrEP,ED-PrEP),就是仅在性行为前后服用 PrEP 药物,适合性行为不太频繁者,即平均每周无保护性行为不超过 1 次。

● 服药方法

情况 1:一段时间内发生单次性行为

这种情况下,按需服药即在预期性行为发生前 2~24 小时内服用两片 TDF/FTC,并且在首次服药后的 24 小时及 48 小时再各服用一片 TDF/FTC(图 4-4)[7]。我们也将这种方案称为"2+1+1"。

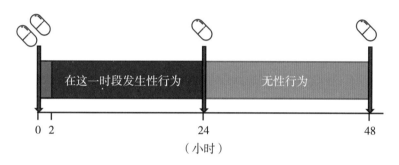

图 4-4 普通按需服药方式示意

特别需要注意的是,"2+1+1"方式中的后两次服药时间分别是首次服药后的 24 小时和 48 小时,而非发生性行为后的 24 小时和 48 小时。

—— 划重点 ——

按需服药是指在性行为前后按照"2+1+1"的方式服用 TDF/FTC:首次服药必须在性行为前 2~24 小时内,且一次服用两片药物;其后,分别在首次服药后的 24 小时和 48 小时再各服用一片。

情况 2:一段时间内连续发生性行为

若在这种情况下进行按需服药,就应当在首次服药后的每 24

小时都服用一片 TDF/FTC，直到最后一次性行为结束后再服用两次 TDF/FTC 为止，即最后一次性行为结束前末次服药后第 24 小时及 48 小时分别再服用一片 TDF/FTC（图 4-5，图 4-6）[56]。

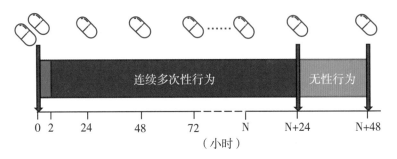

图 4-5　一段时间内连续多次性行为者按需服药方式示意

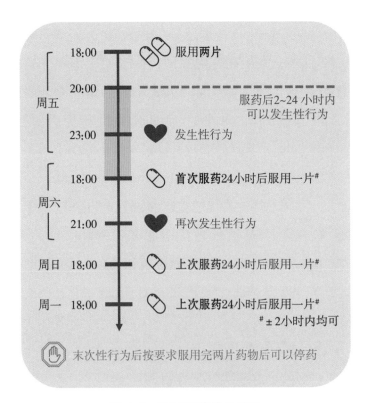

图 4-6　按需服药情景模拟

● 按需服药的用药依从性问题

对于 PrEP 使用者来说,虽然按需服药的用药负担较轻,但该方案对用药依从性的要求更高。如果使用者没有在性行为前后按时按量服药,药物对 HIV 感染的预防作用将大打折扣。

➢ 关键词:可以提前计划或延迟性行为至少 2 小时

按需服药方案者在性行为发生之前至少 2 小时服药两片至关重要。这意味着按需服药者必须能够提前计划性生活,或可以将性行为延迟到服用药物后至少 2 小时[7]。如果服药后不到 2 个小时就发生性行为,人体内药物浓度很可能还达不到保护浓度,药物对 HIV 的预防效果将大大削弱。如果出现这种情况,需要及时咨询专业医生,考虑是否需要转用 PEP。

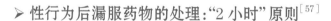

—— 划重点 ——

如果使用者不能保证可以提前计划或延迟性行为至少 2 小时,那么按需服药的 PrEP 方案就不适用。

➢ 性行为后漏服药物的处理:"2 小时" 原则[57]

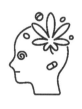

如果在性行为后漏服 PrEP 药物,PrEP 的保护效力也会大大降低。这种情况应该如何补救呢?可以建议服务对象遵循 "2 小时" 原则[57]:如果距离上次应当服药的时间点小于 2 个小时,那就立即补吃一片;如果超过了 2 个小时,应该立即咨询专业医生评估是否需要转为 PEP。

4.4.2　所有高风险人群都可以按需服药吗

答案是否定的。

高风险人群	每日服药	按需服药
男男性行为者	✓	✓
跨性别女性	✓	✗
异性恋单阳伴侣 HIV 阴性方	✓	✗
静脉注射毒品者	✓	✗
高风险异性恋男性与女性	✓	✗

根据临床研究依据，《中国 HIV 暴露前预防用药专家共识》目前**仅推荐男男性行为者可以按需服药**[7]。

IPERGAY[56]:男男性行为者按需服药

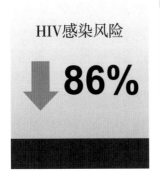

HIV感染风险
↓86%

IPERGAY 研究

试验方法:随机、双盲、安慰剂对照

试验地点:法国和加拿大

试验对象:男男性行为者

实验组:TDF/FTC 按需服药(n=206 人)

对照组:安慰剂(n=208 人)

需要注意的是,**乙肝病毒感染者不宜采用按需服药方式!**

TDF 和 FTC 均具有抗乙肝病毒活性,间断使用 TDF/FTC 可能会影响乙肝治疗效果或是导致乙肝复发,进而造成肝脏相关的严重后果[7]。所以,感染乙肝病毒的 PrEP 使用者须每日服用 PrEP 药物。

其他高风险人群不适用按需服药的原因[58]

在其他高风险人群中，尤其是存在阴道性行为的人群中，按需服用 TDF/FTC 对于 HIV 感染的预防效果仍有待研究。

TDF/FTC 在阴道和宫颈中的药物浓度达到保护水平所需时间远长于肛门和直肠组织，因此目前按需服药仅推荐男男性行为者使用。

—— 划重点 ——

按需服药需同时满足以下要求：

☑ 男男性行为者

☑ 性行为不频繁（即平均每周不超过 1 次）

☑ 能提前计划或延迟至少 2 小时发生性行为

☒ 乙肝病毒感染者

☒ 存在阴道性行为

4.5 服用 PrEP 可能出现哪些副作用

在 2.2 节我们已经提到，TDF/FTC 用作 PrEP 是安全的，药物副作用较轻且并不常见[7,11,32,56]，而且这些症状往往在服用药物的第一个月内就能自行缓解[3]。

可能出现的副作用

- 恶心
- 头痛
- 体重下降
- 呕吐
- 胃肠胀气
- 腹痛
- 腹泻

- 乏力
- 眩晕
- 乳酸代谢中毒
- 皮肤色素沉着
- 骨密度下降
- 肾功能轻微损伤

● 出现副作用如何应对

轻微：如果出现头痛、恶心以及胃肠胀气等轻度症状，可以使用非处方药物进行对症处理，从而缓解症状。

严重：如果副作用比较严重、无法耐受，应及时和医生沟通，寻求专业评估。

其他：TDF 有可能造成轻微肾损伤和骨密度下降，两者症状相对隐秘、不易察觉，因此需定期检查。

- 由 TDF 造成的肾损伤和骨密度下降是可逆的[32,59]。
- 若发生急性肾功能损伤，应由专业医生评估这一情况是否和 PrEP 用药相关，进而决定是否需要停用 PrEP。

—— 划重点 ——

虽然 TDF/FTC 很少引起副作用，社区工作者也仍应向服务对象阐明可能发生的副作用，提醒其留心相关症状，并及时与专业医生沟通以寻求帮助。

4.6 什么情况下可以停用 PrEP

PrEP 使用者停药的决定应该由专业医生经过评估后作出。自行停药会大幅降低体内的抗病毒药物浓度,影响 HIV 预防效果,因此 PrEP 使用者切不可擅自停药!

● 停药条件

允许停止使用 PrEP 的几种常见情况如下[3]:

➢ PrEP 使用者强烈要求停药。

➢ 暴露于 HIV 感染的风险降低。

➢ 无法耐受药物副作用。

➢ 经评估及教育后服药依从性仍不佳。

➢ 确证已感染 HIV。

对于 PrEP 使用者要求停药的情况,社区工作者可给予相关风险评估与宣传教育,了解服务对象可能遇到的困难与挑战,并尽可能给予相关建议和帮助。如果服务对象仍执意要求停药,经专业医生评估允许后,社区工作者可以向其强调采取其他预防方式降低 HIV 感染风险的重要性。

● 停药时机

• 每日服药者:应保证在最后一次 HIV 暴露后持续用药至少 7 天后再行停药[60]。

• 按需服药者:需要保证按要求服用完暴露后的两片药物[56],即最后一次性行为结束前**末次服药后第 24 小时及 48 小时**分别再服用一片。

• PrEP 过程中发现 HIV 感染者:**立即停药**(无论每日服药或按需服药),并尽快启动抗病毒治疗[40]。

● 特殊群体

➤ 妊娠女性

 妊娠本身并非使用 PrEP 的禁忌证[7]。若在 PrEP 使用期间,服务对象发现怀孕对用药有所顾虑,可建议其与医生讨论评估,决定是否停用 PrEP。

➤ 乙肝病毒感染者

 此类 PrEP 使用者停用 TDF/FTC 后会有乙肝病毒反弹的风险,导致肝损伤急剧恶化[7]。因此,必须由肝病科或感染病科医生参与评估,判断停药后是否需要接受乙肝抗病毒治疗。

—— 划重点 ——

为了保证高 HIV 预防效果,开始使用 PrEP 后不应擅自停药;停药的决定应该由专业医生在经过评估后做出。

4.7 如果使用 PrEP 过程中发现感染 HIV,该怎么办

服务对象

我刚刚用 HIV 检测试纸自测,结果是阳性的。请问我现在该怎么办呢? 还需要继续使用 PrEP 吗?

用 HIV 试纸自测的结果可能不准确，建议您**尽快去医院**、疾控中心或由经过培训的社区志愿者复检，以确认是否真的感染了 HIV！一旦确诊，应立即停用 PrEP。

社区工作者

● 疑似 HIV 感染应如何处理

PrEP 使用者若疑似感染 HIV，例如出现 HIV 急性期症状（类似流感）、HIV 检测试纸自测结果呈阳性等，应立即到专业医疗机构、疾控中心或是由经过培训的社区志愿者复检，确认是否真的感染了HIV。复检结果出来之前无需停用 PrEP。

HIV 感染急性期症状[9]

● 症状：包括发热、乏力、肌痛、皮疹、恶心、呕吐、头痛、咽痛、淋巴结肿大、关节痛、盗汗、腹泻等，一般在 HIV 感染后 2~4 周后出现。

● 需要注意的是，急性期症状并不是在所有 HIV 感染者都会出现。

● 确诊 HIV 感染后该怎么办

HIV

1. 确诊 HIV 感染后，PrEP 使用者应立即停用 PrEP 药物，避免出现 HIV 耐药。

2. 立即转入 HIV 照护体系，尽快启动抗病毒治疗。有条件的情况下，HIV 感染者应进行治疗基线耐药检测，以保证抗病毒方案的合理性。

—— 划重点 ——

疑似感染 HIV 的 PrEP 使用者应尽快接受 HIV 检测与诊断；确诊感染 HIV 的 PrEP 使用者应停用 PrEP，并立即启动 HIV 抗病毒治疗。

使用 TDF/FTC 进行 PrEP 过程中发现 HIV 感染的潜在原因：

1. 使用者在开始 PrEP 前已经感染了 HIV，但由于仍处于窗口期未检测出。

2. 服药期间依从性差，导致血药浓度降低而不足以遏制 HIV 感染。

3. 使用者所感染的是 TDF/FTC 耐药株，在这种情况下，人体内的 TDF/FTC 无法有效抑制耐药病毒的复制，阻止其侵染机体。

注：第三种情况相对罕见，大多数使用 PrEP 期间发现 HIV 感染的使用者属于前两种情况。

4.8 使用 PrEP 的过程中还需要去医院吗

需要！

PrEP 使用者应每 3 个月前往提供 PrEP 服务的正规医疗机构接受随访检查。具体随访项目视个体情况及当地医疗资源而定，主要

包括以下内容(表 4-1)[7]:

表 4-1　PrEP 过程中使用者需要去医院的各种情况

	处方 PrEP 药物: PrEP 药物每次发放 90 片
	监测 HIV 感染状态: 以便及时发现 HIV 感染,避免在感染 HIV 后持续使用 PrEP,造成不良后果
	性传播疾病检测: 监测其他性病的感染情况,以便及时治疗
	监测和管理药物副作用: 评估副作用、肾功能等,以确保 PrEP 使用者的安全
	服药依从性的评估与咨询: 评估因漏服药物导致的 HIV 感染风险,教育并帮助 PrEP 使用者提高依从性
	PrEP 服药方案转换咨询: 及时了解使用者的服药和风险行为情况,评估是否有转换 用药方案或用药方式的需求
	降低感染风险的咨询: 帮助 PrEP 使用者进一步减少 HIV 感染高危行为
	肝炎检测: 监测肝炎病毒感染情况
	妊娠检测: 以便及时讨论是否需要继续使用 PrEP、沟通怀孕后围产 期保健知识等

5. 开展 PrEP 相关工作的实际考量

 —— 思考：

作为社区工作者，在日常工作中——

1. 应该如何开展 PrEP 宣教活动？

2. 应该如何引导、帮助适用者正确使用 PrEP？

5.1　我国 PrEP 推广现状如何

我国 PrEP 推广工作刚刚起步，虽然近年来 PrEP 的名声越来越大，但仍有很多高风险人群并不知晓 PrEP 的存在[61-64]。尤其是高风险女性，如单阳家庭阴性女方、女性商业性行为者等，知晓 PrEP 的比例或不足 10%。（图 5-1）

与之相应，我国 PrEP 使用率目前亦处于较低水平。虽然高风险人群中 PrEP 的整体使用情况并无统计数据，但据 PrEPWatch 估计，

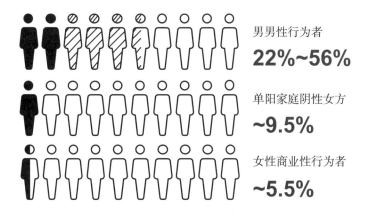

图 5-1　不同高风险人群 PrEP 知晓率

中国通过临床试验和试点项目接受 PrEP 的仅 5 000~5 500 人[65]。调研显示，即使是在推广强度较高、已开展多项 PrEP 试点项目的男男性行为人群中，曾经使用过 PrEP 的比例亦不足 5%[62]，持续规范使用 PrEP 的比例估计不到 1%[66]。

5.2　哪些人群可以作为社区组织重点宣教对象

社区组织可以根据自身服务受众及当地艾滋病流行特点，重点对以下人群（包含但不限于）开展宣教活动：

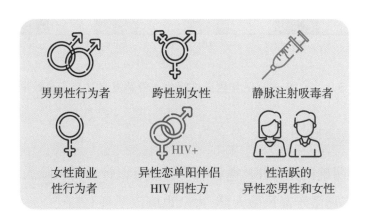

● 重点聚焦 —— 男男性行为人群

在我国,无保护措施的性行为是 HIV 传播的主要方式,这意味着每一个进入性关系的年轻人都面临感染风险。而这其中,男男性行为人群的 HIV 新报告感染数增幅最大,是目前全国 PrEP 推广工作中的重点对象,亦是社区组织的主要服务群体之一。

该人群高风险个体使用 PrEP 获益明确。一项针对我国男男性行为人群的卫生经济学分析预测,若适用人群中 PrEP 覆盖率达到 50%,未来 20 年新发 HIV 感染可降低 18 万~32 万例(图 5-2),避免 9 万~18 万例艾滋病相关死亡[67]。

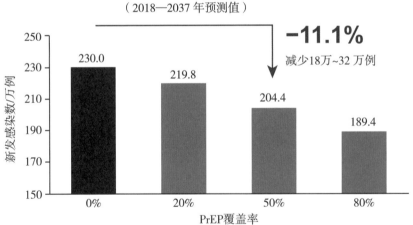

图 5-2 2018—2037 年男男性行为人群新发 HIV 感染总数预测

● 广泛撒网 —— 公众教育

需要明确的是,PrEP 宣教活动虽然可以针对高风险人群重点展开,但**不应局限于高风险人群**,大众也应该了解 PrEP !

> 潜在获益者 ≠ 高风险人群

HIV 感染风险取决于个人是否有高危行为,而非其身份属性,针对男男性行为者等高风险人群的宣教活动并不能捕捉所有符合 PrEP 适应证的潜在获益者。因此,需要提高整个社会对 PrEP 的知晓率。

> 提高公众接纳度 ➡ 营造更好的支持性氛围

向大众宣传 PrEP 可以改善社会"谈艾色变"的现象、提高大众对 PrEP 的接纳度,有利于 PrEP 适用人群从家人和朋友那里获得更多的理解与支持。

5.3 如何才能更有效地宣传 PrEP

5.3.1 可以通过哪些途径和方式进行宣传

整体来说,PrEP 的宣传途径及方式可以借鉴其他 HIV 防治工作经验,多渠道、多形式开展。

> 多渠道

随着大众对互联网及手机社交软件的依赖性逐渐加强,宣传途径应重视**线上与线下相结合**,充分利用手机 / 网络社交平台,以进一步拓宽受众范围。

● 线下渠道:面对面交流、社群活动、特定场所(如酒吧、夜店)的宣教活动等。

● 传统媒介:电视、电台、报纸、杂志、广告牌等。

● 线上渠道:互联网、社交平台,包括微信、QQ、知乎、抖音,以及同性恋社交平台等。

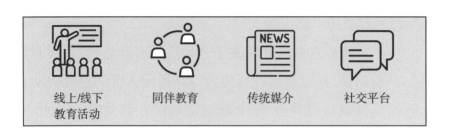

除了开展独立的 PrEP 宣教活动外，社区组织也可以考虑将 PrEP 宣教信息**整合至其他服务**中，最大限度地利用现有渠道进行宣教，比如：

- HIV 快速检测服务。
- 单阳家庭咨询或支持性服务。
- 艾滋病咨询热线。
- 恐艾心理咨询服务。
- 艾滋病健康主题聚会活动。

➢ 多形式

宣传材料的形式亦可多样化。除了手册、传单、海报等纸质版宣传材料，社区组织也可以通过公益广告、短视频、动画、漫画、微信公众号推文等形式依托多媒介进行宣传，以满足不同受众的需求。

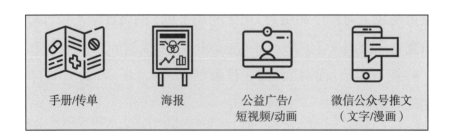

5.3.2 宣教时需要注意哪些原则

信息正确 + 定制化视角 + 适合的宣教者

➤ 关键词 1：信息正确

社区组织可以参照《中国 HIV 暴露前预防用药专家共识》、本手册或者其他权威来源，并请专业医生或专业疾控人员对宣传材料进行审核，以确保内容的正确性。疾控中心、医疗机构和各社区组织之间也可以广泛交流，共同开发或是互相分享质量好、可信赖的资料，供各方使用。

➤ 关键词 2：定制化视角

不同高风险人群的特点和需求是不同的，社区组织若可从其宣传教育受众的视角出发，有针对性地定制 PrEP 相关信息，突出强调受众最关心的问题，可以更有效地提高高风险人群对 PrEP 的认可度。

根据 PrEP 交流加速器项目的建议[68]，本手册整理了部分高风险人群的 PrEP 宣传视角示例，供社区组织参考。

男男性行为者
- 通常会隐瞒身份、担心身份暴露
- 惧怕来自社会甚至家人的歧视
- 可能存在自我羞耻感

宣传视角
"使用 PrEP 药物并不会暴露你的身份，相反地，它可以更好地保护你的身份"
"PrEP 可以给你带来多一层保护、多一分信心"

女性商业性行为者

- 在性行为中处于被动地位
- 可能被迫从事商业性行为
- 有较强的自我保护需求
- 面临歧视和侮辱
- 可能育有子女

宣传视角

"PrEP 可以让你掌控主动权，从而更好地保护自己（和家人、孩子）"

HIV+/−

单阳家庭阴性方

- 双方感情可能受到负面影响，甚至存在埋怨、内疚等心理
- 对亲密关系、孕育孩子有所顾虑

宣传视角

"PrEP 可以帮你们消除顾虑，使你们更加亲密地相处"

"PrEP 可以帮助你们安全地孕育下一代"

静脉注射毒品者

- 生活一团乱，HIV 感染并非他们所面临的唯一威胁
- 渴望光明和健康的生活，但被毒瘾所累

宣传视角

"PrEP 可以有效预防 HIV 感染。否则一旦感染 HIV，你的生活可能会面临更多挑战和混乱"

"PrEP 是帮助你迈向健康生活的重要一步，你值得保护好自己"

PrEP 交流加速器（the PrEP communications accelerator）

● 背景：由 USAID、PEPFAR 和 OPTIONS 共同开发的免费交互式数字资源，为撒哈拉以南非洲各国政府、项目实施者和医疗卫生专业人士推广 PrEP 时所采用的沟通策略提供指导。

● 主要资源：针对男男性行为者、女性商业性行为者、单阳家庭阴性方、静脉注射毒品者和年轻女孩等五类人群，提供了全国层面、地区层面、社区层面和诊所层面的沟通建议，包括：

  ○ 人群特征，如生活特点、主要诉求、顾虑。

  ○ PrEP 宣传视角。

  ○ 沟通渠道推荐。

  ○ 沟通策略推荐。

  ○ 与服务对象建立密切联系及信任的小贴士。

● 网址：https://accelerator.prepwatch.org/

➤ 关键词 3：适合的宣教者

除了自行组织宣传教育活动外，社区组织还可以邀请专业人士及 PrEP 使用者参与宣传。

● 专业人士：包括医务人员、疾控中心艾防工作人员等，可以为服务对象提供权威解答。

● PrEP 使用者：尤其是高风险人群的领袖人物，可以分享切身经历，借助同伴教育的力量进一步推广 PrEP、打消潜在 PrEP 获益者的顾虑。

5.4　会有人对 PrEP 感兴趣吗

当然!

近年来针对高风险人群的问卷调研显示[61,63,64,69]:

- 约 1/3 甚至更高比例的受访者愿意使用 PrEP。
- 对艾滋病及 PrEP 的**认知越多**,受访者对 PrEP 的**使用意愿越高**。(图 5-3)

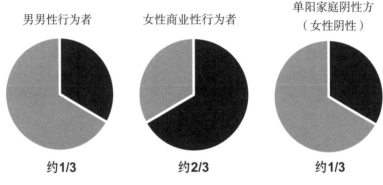

图 5-3　部分高风险人群中愿意接受 PrEP 的占比

5.5　服务对象对 PrEP 很有兴趣, 该如何引导和帮助他们

5.5.1　工作宗旨

对有兴趣的咨询者,社区组织可建立标准化流程(图 5-4)及信息资料,为其提供以下三方面的帮助:

● 初步评估 PrEP 适用性

包括 HIV 感染风险、HIV 感染状态、有无乙肝病毒感染、妊娠需求等其他特殊情况等。

- 咨询者的需求可能各有不同,要细心了解他们的情况,**避免一味"照本宣科"**。

- **强调 HIV 阴性才能使用 PrEP**;若有需要,告知 HIV 检测基本知识,敦促其前往医疗机构进行检测。

● 告知 PrEP 相关信息

社区组织可将这些信息做成宣传单、微信信息等形式,方便分享给咨询者。

- 根据服务对象的需求,介绍相应的 PrEP 预防效果,以及其他的配套预防措施。

- 告知 PrEP 存在使用前检测、使用中监测的要求,**强调务必在专业医生指导下才能使用 PrEP**。

- 介绍 PrEP 使用方法及注意事项。

● 告知提供 PrEP 医疗服务机构的信息

- 鼓励服务对象寻求专业医学服务。

- 告知当地提供 PrEP 医疗服务的专业机构(部分医院名单请参见附录二)。

- 如有可能,可为其提供对接服务。

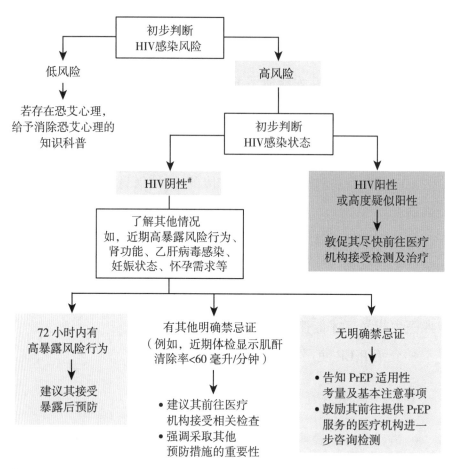

HIV 阴性是使用 PrEP 的必要前提。如果遇到 HIV 状态未知的服务对象，建议其先行检测感染状态

图 5-4　服务流程图

5.5.2　案例 1：对 PrEP 感兴趣的男男性行为咨询者

整体解读

服务对象的可能情况：

- 对 PrEP 很感兴趣，但对 HIV 预防缺乏基本认识。

- 因得知性伴侣或朋友确诊 HIV 感染，心生恐惧。

咨询重点:

- 着重了解咨询者的行为模式。
- 实事求是,充分告知 PrEP 的优点和局限性。
- 注意纠正"用上 PrEP 就能解决一切问题"的观念,抓住机会提高咨询者对预防 HIV 的认知。
- 强调 HIV 阴性才能使用 PrEP。
- 告知 PrEP 存在使用前检测、使用中监测的要求,强调务必在专业医师指导下使用 PrEP。
- 协助评估每日服药、按需服药两种方式的适用性。

● 情景模拟

—— 有多个性伴侣的男男性行为者前来咨询

(服:服务对象;社:社区工作者)

服:我前阵子和好几个(同性)男友发生了无套性行为,后来听说一个熟人感染了 HIV,想来觉得挺后怕的。最近听您这边宣传说,我这个情况可以用 PrEP,想来了解一下。

社:嗯,没问题! 您有通过 PrEP 保护自己的想法是很好的。咱们先来看看您的 HIV 暴露风险高不高;您放心,咱们的咨询都是绝对保密的。您刚才说的和好几个性伴发生无套性行为,是在最近半年以内发生的吗?

背景情况:
身边突然有人确诊 HIV 感染,因而产生恐惧,但对 HIV 预防认识并不多

咨询重点:
从了解行为模式入手,协助判断风险

沟通技巧:
1)认可服务对象为预防 HIV 感染所作出的努力
2)注意保护咨询者的隐私、建立信任

服:是的,最后一次是在半个多月前。

社:那您知道您这几位朋友的 HIV 感染状态吗?

服:这个嘛,我当时并没有问,所以不太清楚。

社:您这情况确实有 HIV 高暴露风险,PrEP 可能可以帮上您。如果想要使用 PrEP,首先我们得确认您是 HIV 阴性才行。如果已经感染了 HIV 还使用 PrEP 的话,后果可能会很严重,很可能出现耐药、耽误治疗!

> 咨询重点:
> 强调只有 HIV 阴性才能使用 PrEP

服:原来如此。不过这个您放心,我之前就比较担心自己,昨天去医院做了检测,结果是阴性的。

社:主动去检测很不错哦!您接受的是抗体检测还是核酸检测呀?

服:呃……我去的医院只有一种检测,好像是抗体吧?

社:嗯,一般是会先做抗体检测,初步筛查一下。但是刚感染 HIV 的 3~4 周有可能检测不出抗体,这个叫作"窗口期"。核酸检测也有窗口期,不过短一些,大约为 1 周。您刚才说最

> 咨询重点:
> 可根据咨询者的认识水平和兴趣,适当介绍 HIV 检测的相关知识
> 1) 窗口期
> 2) 不同检测方法(详见 3.2.2 节)

后一次无保护性行为是在半个多月前,现在还在抗体检测的窗口期。您不妨去咨询一下医生,再做个核酸检测或者过段时间再做一次抗体检测吧,否则还不能排除急性感染的可能。

服:明白了。那如果说我最后发现确实没感染HIV,我就可以使用 PrEP 了吧?

社:这还不够哦,开始 PrEP 前还需要进行肾功能检测等,以确保您可以安全使用 PrEP,不然可能会有危险。所以说您最终能不能启动PrEP,还得由具有 PrEP 服务资质的医疗机构说了算。开始使用 PrEP 后,医生也会定期跟您随访。

> 咨询重点:
> 告知咨询者
> 1) PrEP 有使用前检测和使用中监测的要求
> 2) 必须在正规医疗机构医生指导下进行 PrEP
> 3) 可以向咨询者提供当地 PrEP 医疗服务机构的信息

服:明白了,那我这几天就去医院咨询一下,谢谢您!

5.5.3　案例 2:单阳家庭的备孕女性咨询 PrEP 的应用

整体解读

服务对象的可能情况:

- 对 HIV 防治有一定认识,相对谨慎。
- 单阳家庭阴性方,其 HIV 阳性配偶有可能已经接受抗病毒治疗一段时间。

> **咨询重点：**
>
> - 重点介绍 PrEP 有效性和安全性信息（尤其是对胎儿），以及其他的配套预防措施选择。

● 情景模拟

—— 有怀孕需求的单阳家庭阴性女方前来咨询

（服：服务对象；社：社区工作者）

服：我老公是 HIV 感染者，我们最近想着要孩子，但是这样的话我们就不可能戴套了。我之前其实一直在使用 PrEP，但是这种情况下 PrEP 能保证我不被感染 HIV 吗？

> **顾虑：**
> 原本就比较谨慎，现在担心备孕期间不使用安全套、单靠 PrEP 是否足够安全？

社：您这种情况仍然非常推荐您使用 PrEP！可是只有 PrEP 的话也的确不能百分之百保证您不被传染，您丈夫的病情也是非常关键的因素。请问您丈夫进行了多长时间抗病毒治疗呢？病毒有没有得到有效的抑制呢？

服：他已经治疗了半年，上周复查已经检测不出病载了。但是我知道即使检测不出来也并不代表病毒清除了啊……

> **咨询重点：**
> 普及"U=U"的概念，让服务对象明白"U=U"结合 PrEP 可以提供双重保护，对 HIV 的预防非常有效

社：您说的没错。不过现在有一个比较新的概念叫"U=U"，就是"持续检测不到病毒 = 不

具传染力"。什么意思呢？您丈夫体内的 HIV 病毒要是能长期有效抑制住，保持病载低到检测不到这种状态，有机会侵入您体内的病毒数量会极少，掀不起什么风浪。所以建议您丈夫继续积极治疗，连续 6 个月以上保持 HIV 检测不到，您被传染 HIV 的概率也就会低到可以忽略不计。这个概念是经过国际上许多研究证实了的。到时再加上 PrEP，备孕其实非常安全。当然，我们建议您还是要和医生沟通一下，由医生帮您具体评估风险。

服：明白了，那我们再找医生具体咨询一下，看看是否需要观察一段时间再考虑怀孕的事。我还想了解下，怀孕期间能不能继续用 PrEP 呢？对怀孕和胎儿发育会不会造成什么不良影响？

顾虑：
孕期使用 PrEP 是否会有不良影响？

社：这个您不用担心，全世界孕妇使用 TDF 和 FTC 的大有人在，并没有发现药物会对怀孕有什么不良影响，包括流产、早产之类的后果；也没有证据表明 PrEP 药物会导致出生缺陷。怀孕期间如果服用了 PrEP 药物，新生儿出生时体长、头围可能会稍稍偏低，但是这种差异在出生一年后就消失了，研究并未观察到任何长期影响。

咨询重点：
PrEP 无论是对孕妇还是胎儿都具有很好的安全性

服:哦,不过"是药三分毒",药我觉得还是要尽量少吃。PrEP 药物可以只在性行为之前吃吗?

社:这个是不可行的,这种我们叫"按需服药"的方式对于进行阴道性行为的女性不好用,阴道组织药物浓度达到保护水平所需的时间较长,所以必须坚持每日服药。

咨询重点:
对于对 PrEP 药物使用方法存疑的女性咨询者,务必贯彻应该每日服药的理念

服:啊,那好吧。最后一个问题,如果我孩子生下来用母乳喂养,继续 PrEP 有没有什么隐患呢?

顾虑:
使用 PrEP 是否可以母乳喂养?

社:请您放心,母乳中的药物浓度极低,还不到治疗婴儿 HIV 感染药物剂量的 2%,所以不必担心。总的来说,如果医生觉得 PrEP 可在怀孕和哺乳期间继续保护您,您可以放心使用!

咨询重点:
PrEP 对母乳喂养的婴儿同样具有很好的安全性

服:好的,谢谢您的帮助! 这下我们可以放心要孩子了。

5.6　潜在 PrEP 使用者一般会有什么顾虑或疑惑

　　虽然许多潜在使用者对 PrEP 表示出强烈的兴趣和使用意愿,但或多或少可能会持有一些顾虑。图 5-5 总结了在问卷调查中,受访者不愿意使用 PrEP 的主要顾虑[61]。

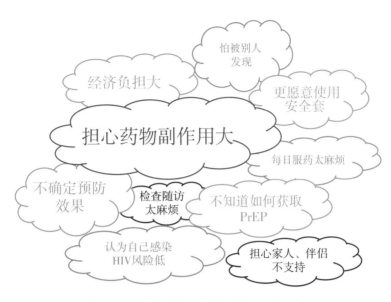

图 5-5　受访者不愿意使用 PrEP 的顾虑

手册将在之后的章节中具体介绍应该如何帮助需要使用 PrEP 的高风险人群打消这些顾虑。

5.7　服务对象存在高危行为, 但对 PrEP 不感兴趣或有所顾虑, 该如何引导和帮助他们

5.7.1　工作宗旨

PrEP 的推行并非易事! 社区工作者在推广过程中遇到阻碍是正常的, 我们可以学习识别和克服这些挑战。

关键词1: 建立信任

- 平等、包容、友善
- 不对服务对象品头论足、不用批判性语言或语气
- 注重保护咨询者隐私

关键词2：坦诚开放

- 鼓励服务对象无论有什么问题或顾虑，都可放心与社区工作者交流
- 发展"同伴导师"（愿意分享自身经验的 PrEP 使用者及亲友），提供接地气的实例交流

关键词3：设身处地

- 让服务对象感到"我的顾虑有被听到"
- 站在服务对象的角度解说某种做法的"获益"或"害处"是什么，令其感到社区工作者切实关心服务对象的利益

关键词4：因人而异

- 根据服务对象的具体情况，强调不同方面的信息、从不同角度做服务对象的思想工作

5.7.2 案例1：自认为感染风险不高

整体解读

服务对象的可能情况：

- 对 HIV 预防意识淡薄。
- 存在侥幸心理，认为不会那么"倒霉"感染 HIV。
- "高风险"与"不当行为"的心理捆绑：潜意识惧怕别人批评自己的生活方式，因而心理上拒绝承认自己高风险。

咨询重点：

- 加强教育，帮助认识传播艾滋病的高危行为。
- 打消侥幸心理：对个体来说，感染 HIV 是"0% 或 100%"。
- 莫等发生了"万一"才后悔！

● 案例故事

—— 因为参加了 PrEP 预防项目，我很幸运！

我叫小皓（化名）。春节后刚回京，圈子（男男同性性行为社群）里几个朋友聚餐时，一个朋友说起佑安医院正在开展一项预防艾滋病的 PrEP 项目。

两天后，我和朋友一起去咨询，现场工作人员和志愿者热情地给我们讲解了项目内容。最终，我选择了参加"按需服药"组，**另一个朋友自认为感染风险不高，且平时和家人一起生活觉得不方便服药，就放弃了。**

入组前工作人员给我做了全面体检，一周以后志愿者通知我去取药，使用的 PrEP 药物是 TDF/FTC。第一个月我以"2+1+1"方式按需服药，其间发生过 6 次性行为。28 天后去随访时，志愿者通过清点所剩药片数发现我的服药量几乎快赶上日服了，于是和我进一步探讨了服药方式。在其辅导下，我深刻理解了应根据性行为频率选择合适的服药方法，于是由按需服药申请改为**每日服药**。

距我入组第一次领药 88 天时，我该去领取第 3 次药物了。周二晚上，当时与我一起去了解 PrEP 项目但未参加的朋友发来信息，问我最近吃药怎么样、有没有去检测。原来，他"**中标了**"。作为好朋友我替他难过，同时我也怕了，因为其间我们有过性行为。

第二天一早，我便前往医院做检查，顺便随访领药。在医院，志愿者边聊天边问我近 2 个月的服药情况。我的记忆中应该是没有漏服的，志愿者也帮忙核对了我剩下的药片数，推算出应该确实没有漏服。志愿者告诉我只要没漏服，被感染的风险就很低。当得知检测结果为阴性时，我悬着的心终于落下了，激动地差点哭出来。我想，如果我没使用 PrEP,会不会"中标"呢？真是不敢想象！

我也在想,假如我的朋友当时也一起参加了 PrEP 项目,是不是就不会被感染呢……

【启示】

存在高危行为但自认为感染风险不高的人通常都抱有"侥幸心理",觉得自己不会那么巧感染 HIV。社区工作者应向其强调:对于个体而言,发生高危行为后,只有"感染"或"未感染"两种情况,千万不要等到"中标了"才后悔莫及。

部分服务对象在抱有"侥幸心理"的同时,可能还存在其他影响因素,如担心被家人、朋友或同事发现自己在服药。如若遇到这类情况,社区工作者可以向服务对象强调:使用 PrEP 并不会暴露你的身份或行为,它反而可以更好地保护你的隐私。感染 HIV 所付出的生理及心理代价是巨大的,若真的发生感染并选择向家人、朋友或同事隐瞒,到时候所需要承受的心理压力会更大。

5.7.3　案例 2:担心药物副作用

整体解读

咨询重点:

- PrEP 药物的副作用:
  - 轻微、可控、持续时间短。
  - 医生会帮助管理。
- 强调获益重于风险
  - 安心,不必提心吊胆惧怕感染 HIV。
  - 避免万一感染带来的终生治疗负担。

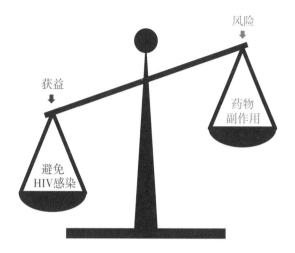

● 情景模拟

—— 服务对象有高危行为,很担心感染 HIV,但是对 PrEP 药物的副作用疑虑很大,不愿使用。

(服:服务对象;社:社区工作者)

社:您这种情况感染 HIV 的风险的确很高,我们推荐您用 PrEP 来预防 HIV,您不考虑考虑吗?

服:这个我也想过。不过我这没病就吃药,还得长期吃,副作用肯定少不了啊。所以我不太想吃。

社:这个您多虑了,PrEP 药物非常安全,可以放心吃。而且,我在这儿必须要强调的是,使用 PrEP 的获益要远远大于一些轻微副作用会对您造成的负面影响。您想啊,如果因为没使用 PrEP,万一 HIV 病毒乘虚而入感染了您,这病毒就成了您一辈子的负担,得终身服药治

顾虑:
1)明明没有艾滋病,为什么要吃药?
2)长期服药不会有副作用吗?

咨询重点:
1)PrEP 确实会带来一些副作用,但都在可控范围内
2)PrEP 只需要在存在高风险阶段服药,而一旦感染 HIV,就需要终生服药,对个人的潜在伤害和负担更大

疗,即使您的寿命与未感染者一样,生活质量也难免打折扣。现在使用 PrEP,虽然有可能要承受一点儿副作用,但跟感染 HIV 相比不就不值得一提了吗?再说了,吃了 PrEP 药物您也就用不着再整天担惊受怕,心理压力小了,自然也就快乐很多,不是吗?

沟通技巧:
从对方角度出发,帮助其看到合理使用 PrEP 能给个人带来远期和当下的多重获益,因此使用 PrEP 是值得的

服:您说的这个确实在理,但是我真的害怕它这个副作用。您能说说这药会有什么副作用吗?

社:这个药就算有副作用基本也是恶心、头痛、胃肠胀气这种轻微症状,大多只在开始用药头一个月出现……

咨询重点:
1)PrEP 的副作用基本都是轻微症状
2)PrEP 的副作用一般很快就会消失
[详见2.4、2.5节]

服:这意思是过一段时间这些症状就没了吗?这怎么还会自己消失呢?

社:您可以把这个情况想象成水土不服:有的人换了一个环境之后刚开始确实会有不适应,但是过一段时间自然而然就适应了;出现这些小的副作用您就当是换水土了,不用在意,过几天您就发现啥事都没有了。不过出现这些症状还是要跟医生及时沟通,医生可能会开些非处方药帮您缓解症状。

咨询重点:
提醒咨询者,如果出现不良反应,无论轻重,都应该与医生及时沟通

服:真的吗? 听您讲的这个感觉很玄学啊……
您应该也没亲身试过这个药吃了会怎么样吧?

可能遇到的挑战:
咨询者不信任社区工作者讲述的信息

社:我虽然没试过,咱们社群里其实有好几个
人跟您情况类似,正在使用 PrEP。我们组织
大家建立了一个互助群,大家都会在里面交流
PrEP 使用过程中遇到的问题和实际经验。您
如果不介意,我可以把您加到群里,您直接咨
询他们! 或者,我们也可以试着安排让大家线
下见个面,让他们分享一下实际经历。

沟通技巧:
提供身边的实例,帮助咨询者建立起可信赖的同伴关系网

5.7.4　案例 3:顾虑经济负担

我国目前的 PrEP 药物价格确实可能给使用者带来一定的经济
负担,导致潜在适用者不愿意、或没有能力应用 PrEP。我国研究显
示,男男性行为受访者中近半数担忧 PrEP 所带来的经济负担[61]。

咨询重点

- 强调使用 PrEP 的风险获益:一旦感染 HIV,终生代价高
  - 对个人而言,虽然国家免费提供部分抗病毒药物,但终其
    一生,因感染 HIV 而产生的检测及相关疾病的花费依然
    很高。
  - 感染 HIV 对个人健康、生活及工作所带来的负面影响是无
    法用金钱衡量的。
- PrEP 所带来的经济负担是暂时的:没有 HIV 高感染风险后经
  医生评估可以停用 PrEP。

- 搜集更新医疗保险、用药补助计划、试点项目等信息,供服务对象参考。
- 若涉及中国尚未获批的 PrEP 药物(包括仿制药):
  ○ 强调必须从合法渠道获取药物。
  ○ 强调务必谨遵医嘱使用。
  ○ 强调过期或劣质药物可能会影响预防效果。
- 面对确实没有经济能力使用 PrEP 的服务对象,应敦促其严格采取其他预防措施(如使用安全套)。

● 案例分享

—— 长期坚持使用 PrEP 的 27 岁晓刚(化名)感染 HIV

2019 年 5 月,在通过快速抗体检测和 HIV 核酸检测确认为 HIV 阴性后,晓刚开始每日口服原研 TDF/FTC 预防 HIV。国内原研 TDF/FTC 市场价格 1 980 元 / 月,加上定期监测相关血项检测费用(包括 HIV 抗体检测),每月花费平均约 2 300 元,长期服用对晓刚来说还是有一定经济压力的。

2020 年 3 月,晓刚通过网友了解到海外自购 TDF/FTC 仿制药每月药品费用不到 300 元,于是自 2020 年 4 月中旬**换为每日口服 TDF/FTC 仿制药**,同样按时监测血项,其间并没有发现仿制药有任何不良反应。

2020 年 11 月,晓刚自检发现 HIV 抗体转阳,随后的 HIV 核酸检测结果为 1 899 拷贝 /mg,被确诊为 HIV 阳性。据晓刚回忆,自 2019 年 5 月开始每日口服 TDF/FTC 以来,**依从性非常好,几乎可达** 99%,而且也一直遵医嘱按时监测血项,可是没想到最终还是预防失败了。

启动抗病毒治疗前,晓刚接受了病毒耐药检测。检测结果显示他体内的 HIV 对 TDF 和 FTC 高度敏感,并未发现耐药。也就是说晓刚所感染的病毒并非耐药病毒,在依从性非常好的情况下,晓刚体内高浓度的 TDF/FTC 理应对其暴露接触到的 HIV 具有高预防阻断作用。然而,晓刚却最终感染了 HIV,这说明晓刚购买服用的**极可能是不合格的劣质药品,导致 PrEP 预防失败**。

【启示】

使用 PrEP 预防感染 HIV 一定要通过合法途径向正规的医疗机构咨询并购买合格药品,遵医嘱保证较高的服药依从性,同时定期监测相关血项。咨询服务中,请务必叮嘱服务对象不能只图经济实惠而从非法渠道购药,非法渠道获得的药物质量无法保障,一旦使用了不合格的劣质产品,后果将不堪设想。

5.7.5 案例 4:怕麻烦

整体解读

服务对象的可能情况:
- 觉得每日服药不方便。
- 没有时间去医院检查、随访。

咨询重点:
- 帮助评估是否适合按需服药方式。
- 强调 PrEP 前检测及 PrEP 中随访均是为了保护服务对象,使其更加安全有效地使用 PrEP。
- 一旦感染了 HIV,检查、治疗、随访会更加复杂。
- 长效 PrEP 方案正在开发中,值得期待。

未来,随着 PrEP 实施策略的完善,PrEP 使用前检测流程或许可以得到简化,像启动抗病毒药物那样实现一站式检测服务;PrEP 获取途径或许也会变得更多元化、更便捷,比如可以直接从社区组织等非医疗机构获取;PrEP 中的部分随访、监测或许可以通过 HIV 自检和电话问诊等方式实现。

● 情景模拟

—— 有高风险行为的男男性行为者觉得每日服药和定期随访很麻烦,不愿使用 PrEP

(服:服务对象;社:社区工作者)
服:使用 PrEP 每天都得服药,还得每 3 个月随访一次,感觉太麻烦了,我不想考虑。

社:吃药、随访在您看来可能是不太方便,但如果您不保护好自己,万一哪天感染了 HIV,那后面的检查、治疗可就更麻烦了。HIV 感染还有可能引起其他的疾病,到时候吃药可就不是每天一片这么简单了。您也不想发生这样的事情,不是吗?

咨询重点:
强调现在所谓的"麻烦"与感染 HIV 相比是不值得一提的

服:话是这么说,我肯定也不想感染 HIV 啦。但是我本来工作就忙,让我定期请假去随诊真的是不太方便。

困难:
工作繁忙,不便请假

社:随访是为了确保您可以继续安全地使用
PrEP 药物,其实并没有您想象的那么复杂啦。
每 3 个月一次的随访主要是抽血检查您的
HIV 感染状态,医生会再向您了解一下近期使
用 PrEP 的情况,比如有没有按时按量吃药、有
没有副作用等,差不多 10~20 分钟。其他检查
医生可能会酌情安排,但也都是比较容易检测
的项目,一般不需要您多次往返医院。而且,
有些 PrEP 门诊周末也开放的,您可以周末去
随诊,这样就不用特地请假了。

> **咨询重点:**
> 可以根据当地
> PrEP 医疗服务
> 机构的情况,具
> 体介绍随访流
> 程,告知服务对
> 象随访并没有那
> 么复杂

服:这样啊,那似乎确实没有那么麻烦。不过
这药每天都得吃吗,有吃一次管一两个月的那
种吗?

社:PrEP 药物必须要按时按量服用,否则预防
效果会大打折扣,甚至完全无效,那您可就白
吃了。其实呀,现在有可持续一两个月甚至 6
个月的长效 PrEP 药物正在临床试验中,不过
在能用上那些长效预防药物之前,您可得先保
证自己不被感染 HIV!

> **咨询重点:**
> 若服务对象感兴
> 趣,可以简单介
> 绍目前正在研究
> 中的长效药物
> [详见 4.1.2 节]

服:明白了。不过每天服药对我来说挺难的,
忙起来我很可能会忘记吃。

> **困难:**
> 不方便每日服药

社:您性行为频繁吗?

服:不多,每个月也就两三次吧,对象不太固定。

社:您这种情况的话或许可以考虑按需服药,也就是在性行为前后吃药即可,具体的服用方法是在性行为之前 2~24 小时连吃两片,首次吃药后 24 小时和 48 小时再各吃一片就可以了,您觉得这样会方便些吗?

> **咨询重点:**
> 根据服务对象的实际情况和需求,可以向其介绍按需服药方式

服:这方法听着好,感觉更适合我!

社:但是按需服药方式中,性行为之前这两片药至关重要,您能做到提前计划或者延迟性行为起码两个小时吗?

> **咨询重点:**
> 明确采用"按需服药"的前提是能够提前计划性行为
> [详见 4.4 节]

服:我觉得可以的,没问题。

社:嗯,好呀。您完全没有阴道性行为吧? 如果有阴道性行为的话,目前暂不建议按需服药。

服:嘻嘻,这个没有啦……

社:好的,那就没问题! 另外,您有乙肝病毒感染的情况吗? 乙肝病毒感染者是不可以按需服药的。

> **咨询重点:**
> 帮助服务对象初步评估是否适用按需服药
> [详见 4.4 节]

服:这个我确定没有。

社:好的,启动 PrEP 前医生还会给您做全面体检,以便确认您是否适合使用 PrEP。初步看来,您可以考虑按需服药。当然了,开始服药后,您如果觉得这个方案不方便、不易控制性行为时间的话,记得及时咨询医生帮您重新调整成每日服药。

> **咨询重点:**
> 提醒服务对象若觉得按需服药不方便,可以咨询医生换为每日服药

5.8 如何帮助 PrEP 使用者保持服药依从性

5.8.1 PrEP 使用者的用药依从性如何

按时按量服用 PrEP 药物(即依从性高)对预防效果起决定性作用。然而,在我国开展的 PrEP 临床试验中,受试者的服药依从性普遍较低,仅约 40% 的 PrEP 使用者依从用药(图 5-6)[70]。

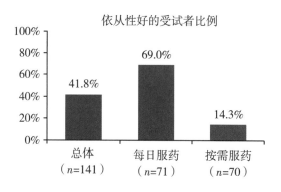

图 5-6　成都市一项男男性行为人群 PrEP 试验中的用药依从性数据

● 按需服药人群的依从性或更需关注

按需服药方式出现后,研究者预期该方式或能降低服药负担、提高使用依从性,但现实情况并非如此[70,71]。

 ● 按需服药:需要提前计划性行为,使用难度大不易遵循方案规定的时间服药。

 ● 每日服药:无需计划性行为,每日固定时间服用更易养成习惯。

因此,对于按需服药的 PrEP 使用者,社区工作者更需额外关注,及时随访沟通、询问使用情况。如果发现其依从性不理想,应及时建议服务对象转用每日服药方案。

5.8.2　PrEP 使用者不依从用药的潜在原因

PrEP 使用者不依从用药的原因可能是多方面的,社区工作者应在沟通中仔细询问原因,对症下药。

部分潜在原因如下:

1. 感觉吃药很麻烦。

2. 感到药物有副作用。

3. 无法计划性行为,不知该如何按需服药。

4. 用药未得到伴侣或家人的支持。

5. 担心伴侣知道其在服药。

6. 担心别人知道其服药而受到歧视或排斥。

7. 担心药物没有预防效果。

8. 更换性伴或性行为模式发生变化。

9. 自认为 HIV 感染风险降低。

5.8.3 如何帮助 PrEP 使用者依从用药

社区组织不是帮助 PrEP 使用者保持服药依从性的唯一力量,经服务对象同意后,社区工作者还可以帮助 PrEP 使用者建立互助小组或是微信群等,通过打卡机制等鼓励同伴互相监督。此外,情况允许时,也可以邀请服务对象的伴侣或家一起加入监督行列,鼓励、支持服务对象按时按量服药。

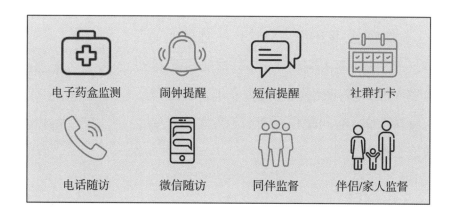

5.9 如何督促 PrEP 使用者定期回医院随访

整体解读

服务对象的可能情况:

- 没有时间或是因为疏忽忘记去医院随访。
- 认为没有症状即是身体健康,无需随访。

咨询重点:

- 解释随访的重要性。
- 寻找合适的途径提醒服务对象随访。

● 情景模拟

—— 社区工作者与 PrEP 使用者沟通,了解其随诊情况。

(服:服务对象;社:社区工作者)

社:您好,您最近使用 PrEP 情况怎么样啊? 我记得您上个星期应该是回医院随诊了吧?

服:这不瞒您说,我还没去复诊。一是最近工作忙,二是我这离医院也不近,每次去医院排队挂号人那么多,随诊一次太费事了。我这身体吃嘛嘛香的,啥问题也没有,应该就不需要去随诊了吧。

困难:
觉得随诊太麻烦

误区:
认为没有症状即是身体健康

社:这个我很理解您,不过随诊还是很有必要的。

沟通技巧:
理解服务对象,不使用批判性语句

服:既然 PrEP 这么有效,我为什么一定要定期去随诊呢?

社:原因有几方面。一个是 PrEP 虽然有效,但预防效果也不是 100%,所以要监测 HIV 感染状态,万一发现感染就要赶紧停止 PrEP、开始 HIV 抗病毒治疗,否则不知不觉感染了 HIV 还在用 PrEP,很可能会出现 HIV 耐药,后面再

咨询重点:
解释随诊的重要意义

想治疗就会非常麻烦了。再者,您开始 PrEP 前医生肯定也跟您讲过,TDF/FTC 有可能造成肾损伤;这慢性肾损伤您可能自己根本觉察不到,定期检查肾功能也是为您的安全着想。所以说,去医院随诊是对自己负责,您可千万别嫌麻烦。

服:原来如此。不过随诊这件事情每次间隔时间其实挺长的,我觉得我可能会忘掉……

困难:
疏忽、忘记按时随诊

社:没有关系,以后我们会提醒您去医院随诊的。另外,我们也正在考虑与医院合作,很快应该就可以帮助大家提前预约好时间,尽量减少现场排队的时间。您看您这最近刚忘了一次随诊,这几天抽空去趟医院检查一下吧。

咨询重点:
寻找适当途径帮助服务对象记得按时随诊

服:好的好的,我这几天一定抽空去检查一下!

5.10 如何帮助 PrEP 使用者减少高危行为

用上 PrEP 之后,使用者的心态、行为和生活方式可能呈现多种状态(图 5-7):有些人因为更有安全感,生活质量得到了提高;但有些人可能认为有了 PrEP 就不再需要其他防范措施、可以为所欲为,这是非常不可取的! 社区工作者尤其需要警惕这部分用上了 PrEP 就"放飞自我"或"变本加厉"的服务对象。

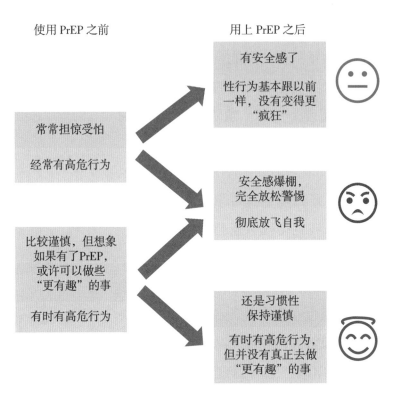

图 5-7　使用 PrEP 前后心态及行为变化

➤ 持续教育

与其他防艾宣传一样,通过视频、传单、讲座等形式宣传安全行为的重要性,强调 PrEP 并非"免死金牌",每个人无论是否接受 PrEP,都应实践安全、有保护的行为。

➤ 提供行为咨询服务

通过一对一的咨询服务具体了解服务对象的行为方式、分析采取安全行为的主要障碍,并帮助其制定可行的、可接受的、逐步降低风险的步骤。必要时,也要与其性伴侣进行沟通,帮助伴侣双方对安全行为达成统一共识。

由于此类咨询服务可能会涉及一些敏感信息,社区工作者在沟通时应注意:

- 建立信任,确保双向沟通。
- 以非评判性的方式沟通。
- 对安全行为(包括为其行为改变所作出的努力)进行鼓励与肯定,增加服务对象的信心。

5.11 PrEP 使用过程中如果发现 "HIV 感染"应如何协助处理

1. 辅助转诊

社区工作者如果遇到疑似感染 HIV 的 PrEP 使用者,应督促其前往专业医疗机构或疾控中心进行检查,一旦确诊应立即停止使用 PrEP,并尽快接受 HIV 抗病毒治疗。有条件的情况下,也可以建议 HIV 感染者进行耐药检测,以保证抗病毒方案的合理性。

2. 提供心理支持

社区工作者可以为新发感染者提供心理支持,鼓励其积极进行 HIV 抗病毒治疗,让 HIV 感染者认识到当今 HIV 抗病毒药物疗效高、安全性好,积极配合治疗可以令 HIV 感染者享受与常人基本无异的生活。

 在此过程中,还可以重点普及 "U=U" 的概念(具体参见 3.2.1 节),让 HIV 感染者认识到只要积极治疗且将体内的 HIV 病毒载量抑制得足够低,通过性途径将 HIV 传播给其他人的可能性就很低。

3. 督促 HIV 感染者积极治疗

社区工作者还可帮助 HIV 感染者提高其用药依从性,督促其定期到医院进行 HIV 相关指标的监测。

—— 划重点 ——

疑似感染 HIV 的 PrEP 使用者应尽快接受 HIV 检测与诊断;确诊感染 HIV 的 PrEP 使用者应立即停用 PrEP,并尽快启动 HIV 抗病毒治疗。无论何种情况,社区工作者都可以尽力协助服务对象就诊、转诊,鼓励其积极治疗、热爱生活。

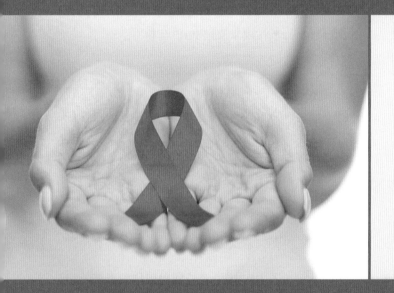

术语索引

（按汉语拼音排序）

艾滋病 acquired immunodeficiency syndrome， AIDS	又称获得性免疫缺陷综合征，是艾滋病病毒感染所引发的疾病，由于患者免疫功能低下，患者易发生重大感染及恶性肿瘤，严重危害其生命和健康
艾滋病病毒 human immunodeficiency virus，HIV	又称人类免疫缺陷病毒，是一种逆转录病毒，可感染人类免疫系统，造成免疫系统缺陷，最终发展为艾滋病
按需服药 event-driven PrEP，ED-PrEP，既往也称为 on-demand PrEP	又称事件驱动服药，是指仅在性行为前后按要求服用 PrEP 药物
暴露后预防 post-exposure prophylaxis，PEP	一种预防 HIV 感染的生物学干预手段，指在发生 HIV 暴露后 72 小时内开始、连续 28 天服用特定抗病毒药物以阻断 HIV 感染
暴露前预防 pre-exposure prophylaxis，PrEP	一种预防 HIV 感染的生物学干预手段，指通过在可能接触 HIV 之前服用抗病毒药物来预防 HIV 感染
持续检测不到病毒 = 不具传染力 undetectable = untransmittable，U=U	若 HIV 感染者长期服用抗病毒药物，且血液中持续六个月以上未检测到 HIV（即病毒量持续处于极低水平），其通过性途径将 HIV 传播给阴性性伴侣的可能性几乎为零
单阳伴侣 / 家庭 serodiscordant couple	伴侣双方中一方为 HIV 抗体确认阳性、一方为 HIV 抗体阴性
恩曲他滨 emtricitabine，FTC	一种核苷酸类逆转录酶抑制剂，可抑制 HIV、HBV 的复制

富马酸丙酚替诺福韦 tenofovir alafenamide fumarate,TAF	一种核苷酸类逆转录酶抑制剂,可抑制 HIV、HBV 复制
富马酸替诺福韦二吡呋酯 tenofovir disoproxil fumarate,TDF	一种核苷酸类逆转录酶抑制剂,可抑制 HIV、HBV 复制
骨密度 bone mineral density,BMD	即骨骼矿物质密度,是衡量骨骼强度及 骨折风险的重要指标
骨质疏松 osteoporosis	由多种原因导致的骨密度和骨质量下 降,可使得患者骨骼脆弱,从而易发生 骨折
HIV 暴露 HIV exposure	破损的皮肤或黏膜直接接触到含有 HIV 的体液,使得 HIV 有机会进入人体,可能 导致感染
HIV 职业暴露 occupational HIV exposure	由于职业原因而暴露在危险因素中,譬 如医务人员在工作中接触 HIV 感染者的 血液、组织液或其他体液,或是警察在追 捕过程中被 HIV 感染者抓伤、或被 HIV 污染器械刺伤等
HIV 非职业暴露 non-occupational HIV exposure	指在非工作环境下,与 HIV 感染者发生 无保护性行为、输入可能被 HIV 感染的 血液及血液制品、与 HIV 感染者共用针 具注射毒品,或遭遇 HIV 感染者性侵犯 等情况
HIV 感染窗口期 HIV window period	人体感染 HIV 到血液中能够检测出 HIV 或 HIV 抗体的这段时间

HIV 急性感染 acute HIV infection	通常发生在初次感染 HIV 后的 2~4 周，是感染的初始阶段。这阶段大多数感染者症状较为轻微，包括发热、皮疹、头痛、咽喉痛等。但感染者还未能产生足量的 HIV 抗体，因此仍处在抗体检测的"窗口期"
HIV 快速抗体检测 rapid HIV antibody test	检测体内是否存在 HIV 抗体。该检测方法灵敏度较低，一般仅作为初步筛查，辨别已经感染有 HIV 一段时间且抗体水平较高的感染者。大部分常见 HIV 自我检测试纸均属于这一范畴
HIV 酶联免疫分析方法检测 HIV testing by enzyme-linked immunosorbent assay	同 HIV 快速抗体检测，该项目也是检测体内是否存在 HIV 抗体，但相对灵敏度更高，可以帮助检出感染了 HIV 但抗体水平较低的感染者。需要实验室条件方可进行
HIV 核酸检测 HIV nucleic acid test	可直接检测体内是否存在 HIV 病毒，该方法灵敏度高、且窗口期较抗体检测更短
肌酐清除率 creatinine clearance, CrCl	反映肾脏滤过功能的指标，小于 80ml/min 时表明肾小球滤过功能减退
静脉注射毒品者 people who inject drug, pwid, 又称 injection drug user, IDU	用注射器把毒品通过静脉注射到体内的吸毒者
跨性别女性 transgender women, TGW	出生时生理性别为男性，性别认同为女性，由男性转变为女性的跨性别者
拉米定夫 lamivudine, 3TC	一种核苷酸类逆转录酶抑制剂，可抑制 HIV、HBV 的复制

母婴传播 mother-to-child transmission	当母亲携带大量病毒时,病毒在子宫内、在分娩时通过羊水、血液,或在哺乳时通过母乳感染婴儿
耐药性 drug tolerance	病毒等微生物对于药物作用产生的耐受性,可导致药物效果降低
男男性行为者 man who have sex with men,MSM	与男性发生性接触、性行为的男性(与他们自我认定为何种性向无关)
黏膜 mucous membrane	能分泌黏液的膜状结构,能起到免疫防御的作用。人体黏膜包括口腔黏膜、眼睑黏膜、鼻黏膜、胃肠道黏膜、阴道黏膜等
女性商业性行为者 female sex worker,FSW	提供商业性服务的女性
社区组织 community based organization,CBO	服务某一社会群体(或因地理位置、或因某些共同特性而形成的生活上相互关联的大集体)的非营利性组织,包括但不限于:居委会;社区服务站;为特定群体(如男男性行为者、跨性别女性)提供服务的民间组织
T 细胞 T cell	人体免疫细胞的一种,是 HIV 的主要攻击目标
性传播 sexual transmission	无保护的性行为中,病毒经由黏膜(阴道、直肠)、尿道口或存在于性接触部位(如阴茎)的伤口进入,导致感染
血药浓度 plasma concentration	药物吸收后在血浆内的总浓度,与药物作用和安全性息息相关:浓度过低达不到效果,浓度过高则可能引起副作用

血液传播 transmission by blood	病毒经由输血、静脉注射等形式进入血液循环、导致感染
乙型肝炎病毒 hepatitis B virus, HBV	一种属于嗜肝 DNA 病毒科的病毒, 感染该病毒可引发乙型病毒性肝炎
乙肝急性发作 flare of hepatitis B	指排除其他肝损伤因素后谷丙转氨酶升高至正常上限 10 倍以上, 即出现急性肝细胞损坏的情况
用药依从性 medication adherence	指患者用药与医嘱的一致性, 能够坚持遵医嘱按时按量服药即为"依从性高", 反之则视为"依从性低"

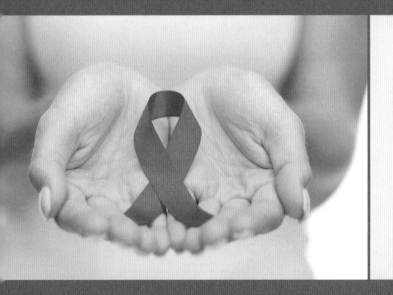

附录

附录一　PrEP 主要研究汇总

研究名称	研究参与者（人数[a]）	PrEP 药物方案	HIV 感染率 降幅	排除依从性干扰后 HIV 感染率降幅
iPrEx[10]	男男性行为者 / 跨性别女性（n=2 499）	TDF/FTC	44%	92%
Partners PrEP[11]	HIV 感染者的异性伴侣（n=4 758 对）	TDF	67%	86%
		TDF/FTC	75%	90%
TDF2[35]	性活跃的异性恋男性和女性（n=1 219）	TDF/FTC	62%	—
FEM-PrEP[72]	性活跃的异性恋女性（n=2 120）	TDF/FTC	6%[b]	—
VOICE[73]	性活跃的异性恋女性（n=5 029）	TDF/FTC	–4%[b]	—
PROUD[74]	男男性行为者（n=544）	TDF/FTC	86%	—
IPERGAY[56]	男男性行为者（n=414）	按需 TDF/FTC[c]	86%	—
KPNC[75]	主要为男男性行为者（n=972）	TDF/FTC	100%	—

[a] 研究入组总人数；[b] 差异无统计学意义；[c] 性生活前 2~24 小时服用 2 片 TDF/FTC，首次服药后 24 小时及 48 小时后各 1 片。

附录二　部分可提供 PrEP 服务的医疗机构名单

医院名称	门诊地址	联系电话
首都医科大学附属北京地坛医院	北京市朝阳区京顺东街 8 号	010-84322000
首都医科大学附属北京佑安医院	北京市丰台区右安门外西头条 8 号	010-83997599
中国人民解放军总医院第五医学中心	北京市丰台区西四环中路 100 号	010-63912999
深圳市第三人民医院	深圳市龙岗区布吉镇布澜路 29 号	0755-61222333
上海市公共卫生临床中心	上海市虹口区同心路 921 号	021-37990333
南京市第二医院	南京市鼓楼区钟阜路 1-1 号	025-83626000
杭州市西溪医院	杭州市西湖区留下镇横埠街 2 号	0571-86481561
济南市传染病医院	济南市经十路 22029 号	0531-87935971
云南省传染病专科医院	昆明市石安公路 28 公里处	0871-68728000
昆明市第三人民医院	昆明市吴井路 319 号	0871-63523120
长沙市第一医院	长沙市开福区营盘路 311 号	0731-84667632
成都市公共卫生临床医疗中心	净居寺院区:成都市锦江区净居寺路 18 号 航天院区:成都市锦江区静明路 377 号	028-64369000
重庆市公共卫生医疗救治中心	歌乐山院区:重庆市沙坪坝区歌乐山保育路 109 号	023-65503604
	平顶山院区:重庆市沙坪坝区小龙坎黄桷湾 2 号	023-65510964
中国医科大学附属第一医院	沈阳市和平区南京街 155 号	024-83283333

附录三　其他 PrEP 信息获取渠道

➤ 美国疾病控制与预防中心（CDC）资源

    – https://www.cdc.gov/hiv/basics/prep.html

    – https://www.cdc.gov/hiv/risk/prep/index.html

    – PrEP 手册：

      https://www.cdc.gov/stophivtogether/library/prescribe-hiv-
prevention/brochures/cdc-lsht-php-brochure-taking-prep.pdf

    – PrEP 宣传折页：

      https://www.cdc.gov/hiv/pdf/basics/prep/cdc-hiv-stsh-prep-
brochure-english.pdf

    – PrEP 口袋指南：

      https://www.cdc.gov/hiv/pdf/library/pocket-guides/cdc-hiv-
pocket-guide-prep.pdf

➤ 世界卫生组织（WHO）资源

    ● https://www.who.int/hiv/topics/prep/en/

    ● PrEP 实施工具：其中第 2 个模块专门针对社区宣传者
https://www.who.int/hiv/pub/prep/prep-implementation-tool/en/

➤ 全球 HIV 预防提倡组织 AVAC 资源

    – https://www.avac.org/prevention-option/prep

    – PrEP Watch 项目：https://www.prepwatch.org/

    – 全球 PrEP 使用情况：https://data.prepwatch.org/

    – PrEP 交流加速器：https://accelerator.prepwatch.org/

－HIV 生物预防项目进展概览：

https://www.avac.org/sites/default/files/infographics/

BiomedicalHIVpreventTrials_Nov2020.pdf

➢ https://www.avert.org/professionals/hiv-programming/prevention/

pre-exposure-prophylaxis

➢ 亚太区 PrEP 指南：https://www.prepmap.org/

➢ https://www.unaids.org/en/pre-exposure-prophylaxis

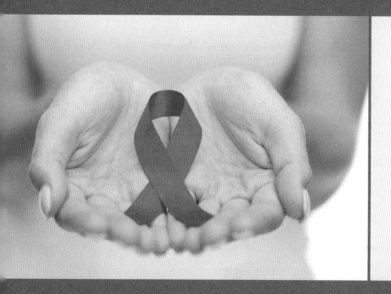

参考文献

［1］我国报告现存艾滋病感染者 104.5 万例,性传播比例在 95% 以上［OL］.
［2021-4-21］http://news.china.com.cn/2020-12/01/content_76966054.
htm.

［2］WORLD HEALTH ORGANIZATION. Guideline on when to start
antiretroviral therapy and on pre-exposure prophylaxis for HIV:Early
Release［Z］. World Health Organization,2015.

［3］CENTERS FOR DISEASE CONTROL AND PREVENTION. US Public
Health Service:Preexposure Prophylaxis for the Prevention of HIV Infection
in the United States-2017 Update:a Clinical Practice Guideline［Z］.
Centers for Disease Control and Prevention,2018.

［4］BUCHBINDER S,COHEN S,HECHT J,et al. Getting to zero new HIV
diagnoses in San Francisco:what will it take? Conference on Retroviruses
and Opportunistic Infections（CROI）,Boston,Massachusetts. March 4-7,
2018［C］.

［5］GRULICH AE,GUY R,AMIN J,et al. Population-level effectiveness of
rapid,targeted,high-coverage roll-out of HIV pre-exposure prophylaxis in
men who have sex with men:the EPIC-NSW prospective cohort study［J］.
Lancet HIV,2018,5（11）:e629-e637.

［6］国家卫生健康委. 多部门关于印发遏制艾滋病传播实施方案(2019-2022
年)的通知［EB/OL］.［2021-1-25］. http://www.gov.cn/xinwen/2019/10/13/
content_5439036.htm.

［7］徐俊杰,黄晓婕,刘昕超,等. 中国 HIV 暴露前预防用药专家共识［J］.
中国艾滋病性病,2020,26（11）:1265-1271.

［8］CENTERS FOR DISEASE CONTROL AND PREVENTION.HIV
Transmission［EB/OL］.（October 28,2020）［2021-1-25］. https://www.

cdc.gov/hiv/basics/transmission.html.

［9］中华医学会感染病学分会艾滋病学组.中国艾滋病诊疗指南（2018版）

　　　［J］.中国艾滋病性病,2018,24（12）:1266-1282.

［10］GRANT RM,LAMA JR,ANDERSON PL,et al. Preexposure

　　　chemoprophylaxis for HIV prevention in men who have sex with men［J］.

　　　N Engl J Med,2010,363（27）:2587-2599.

［11］BAETEN JM,DONNELL D,NDASE P,et al. Antiretroviral prophylaxis

　　　for HIV prevention in heterosexual men and women［J］. N Engl J Med,

　　　2012,367（5）:399-410.

［12］COHEN SE,SACHDEV D,LEE SA,et al. Acquisition of tenofovir-

　　　susceptible,emtricitabine-resistant HIV despite high adherence to daily

　　　pre-exposure prophylaxis:a case report［J］. Lancet HIV,2018.

［13］THADEN JT,GANDHI M,OKOCHI H,et al. Seroconversion on

　　　preexposure prophylaxis:a case report with segmental hair analysis for

　　　timed adherence determination［J］. AIDS,2018,32（9）:F1-F4.

［14］FONNER VA,DALGLISH SL,KENNEDY CE,et al. Effectiveness and

　　　safety of oral HIV preexposure prophylaxis for all populations［J］. AIDS,

　　　2016,30（12）:1973-1983.

［15］SOLOMON MM,LAMA JR,GLIDDEN DV,et al. Changes in renal

　　　function associated with oral emtricitabine/tenofovir disoproxil fumarate

　　　use for HIV pre-exposure prophylaxis［J］. AIDS,2014,28（6）:851-859.

［16］GLIDDEN DV,MULLIGAN K,MCMAHAN V,et al. Brief Report:

　　　Recovery of Bone Mineral Density After Discontinuation of Tenofovir-

　　　Based HIV Pre-exposure Prophylaxis［J］. J Acquir Immune Defic Syndr,

　　　2017,76（2）:177-182.

［17］GIBAS KM,VAN DEN BERG P,POWELL VE,et al. Drug Resistance During HIV Pre-Exposure Prophylaxis［J］. Drugs,2019,79(6):609-619.

［18］LIEGLER T,ABDEL-MOHSEN M,BENTLEY LG,et al. HIV-1 drug resistance in the iPrEx preexposure prophylaxis trial［J］. J Infect Dis, 2014,210(8):1217-1227. DOI:10.1093/infdis/jiu233.

［19］CENTERS FOR DISEASE CONTROL AND PREVENTION.STDs and HIV-CDC Fact Sheet［EB/OL］.(March 30,2020)［2021-1-25］. https:// www.cdc.gov/std/hiv/stdfact-std-hiv.htm.

［20］葛琳,李东民,李培龙,等. 2010-2015 年中国艾滋病哨点监测人群 HIV、梅毒和 HCV 感染状况分析［J］. 疾病监测,2017,32(02):111- 117.

［21］CENTERS FOR DISEASE CONTROL AND PREVENTION.How is HIV passed from one person to another? ［EB/OL］.(2020-2-6).［2021-3-24］ https://www.cdc.gov/hiv/basics/hiv-transmission/ways-people-get-hiv. html.

［22］U=U PREVENTION ACCESS CAMPAIGN. U=U Consensus Statement ［EB/OL］.［2021-2-26］. https://www.preventionaccess.org/consensus.

［23］U=U PREVENTION ACCESS CAMPAIGN.Undetectable = Untransmittable［EB/OL］.［2021-2-26］. https://www.preventionaccess. org/undetectable.

［24］JOSEPH DAVEY DL,PINTYE J,BAETEN JM,et al. Emerging evidence from a systematic review of safety of pre-exposure prophylaxis for pregnant and postpartum women:where are we now and where are we heading?［J］. J Int AIDS Soc,2020,23(1):e25426.

［25］HEFFRON R,MUGO N,HONG T,et al. Pregnancy outcomes and infant growth among babies with in-utero exposure to tenofovir-based preexposure prophylaxis for HIV prevention[J]. AIDS, 2018, 32(12): 1707-1713.

［26］ MUGWANYA KK, HENDRIX CW, MUGO NR, et al. Pre-exposure Prophylaxis Use by Breastfeeding HIV-Uninfected Women: A Prospective Short-Term Study of Antiretroviral Excretion in Breast Milk and Infant Absorption[J]. PLoS Med, 2016, 13(9): e1002132.

［27］ THOMSON KA, HUGHES J, BAETEN JM, et al. Increased Risk of HIV Acquisition Among Women Throughout Pregnancy and During the Postpartum Period: A Prospective Per-Coital-Act Analysis Among Women With HIV-Infected Partners[J]. J Infect Dis, 2018, 218(1): 16-25.

［28］ FOWLER MG, COOVADIA H, HERRON CM, et al. Efficacy and safety of an extended nevirapine regimen in infants of breastfeeding mothers with HIV-1 infection for prevention of HIV-1 transmission (HPTN 046): 18-month results of a randomized, double-blind, placebo-controlled trial [J]. J Acquir Immune Defic Syndr, 2014, 65(3): 366-374.

［29］ HUMPHREY JH, MARINDA E, MUTASA K, et al. Mother to child transmission of HIV among Zimbabwean women who seroconverted postnatally: prospective cohort study[J]. BMJ, 2010, 341: c6580.

［30］ ZHOU K, TERRAULT N. Management of hepatitis B in special populations[J]. Best Pract Res Clin Gastroenterol, 2017, 31(3): 311-320.

［31］ TERRAULT NA, LOK ASF, MCMAHON BJ, et al. Update on prevention, diagnosis, and treatment of chronic hepatitis B: AASLD 2018 hepatitis B guidance[J]. Hepatology, 2018, 67(4): 1560-1599.

［32］ 恩曲他滨替诺福韦片说明书[Z]. 吉利德(上海)医药科技有限公司. 2020年8月.

［33］KASONDE M,NISKA RW,ROSE C,et al. Bone mineral density changes among HIV-uninfected young adults in a randomised trial of pre-exposure prophylaxis with tenofovir-emtricitabine or placebo in Botswana［J］. PLoS One,2014,9(3):e90111.

［34］PILKINGTON V,HILL A,HUGHES S,et al. How safe is TDF/FTC as PrEP? A systematic review and meta-analysis of the risk of adverse events in 13 randomised trials of PrEP［J］. J Virus Erad,2018,4(4):215-224.

［35］THIGPEN MC,KEBAABETSWE PM,PAXTON LA,et al. Antiretroviral preexposure prophylaxis for heterosexual HIV transmission in Botswana ［J］. N Engl J Med,2012,367(5):423-434.

［36］HAVENS PL,STEPHENSEN CB,VAN LOAN MD,et al. Decline in Bone Mass With Tenofovir Disoproxil Fumarate/Emtricitabine Is Associated With Hormonal Changes in the Absence of Renal Impairment When Used by HIV-Uninfected Adolescent Boys and Young Men for HIV Preexposure Prophylaxis［J］. Clin Infect Dis,2017,64(3):317-325.

［37］PURSWANI M,PATEL K,KOPP JB,et al. Tenofovir treatment duration predicts proteinuria in a multiethnic United States Cohort of children and adolescents with perinatal HIV-1 infection［J］. Pediatr Infect Dis J, 2013,32(5):495-500.

［38］WORLD HEALTH ORGANIZATION. WHO Implementation tool for pre-exposure prophylaxis (PrEP) of HIV infection. Module 1:Clinical.［Z］. Geneva,2017.

［39］TRUVADA PRESCRIBING INFORMATION［M］. Gilead Sciences,Inc., 2012.

［40］EUROPEAN AIDS CLINICAL SOCIETY. Guidelines Version 10.1［Z］,

2020.

[41] UNIVERSITY OF LIVERPOOL.HIV Drug Interactions[EB/OL].[2021-1-25]. https://www.hiv-druginteractions.org/checker.

[42] SAAG MS,GANDHI RT,HOY JF,et al. Antiretroviral Drugs for Treatment and Prevention of HIV Infection in Adults:2020 Recommendations of the International Antiviral Society-USA Panel[J]. JAMA,2020,324(16):1651-1669.

[43] WORLD HEALTH ORGANIZATION. Appropriate Medicines:Options for Pre-Exposure Prophylaxis:Meeting Report(21-22 March 2016),2018[C].

[44] DESCOVY Priscribing Information[Z]. Gilead Sciences,Inc.,December 2019.

[45] MAYER KH,MOLINA JM,THOMPSON MA,et al. Emtricitabine and tenofovir alafenamide vs emtricitabine and tenofovir disoproxil fumarate for HIV pre-exposure prophylaxis(DISCOVER):primary results from a randomised,double-blind,multicentre,active-controlled,phase 3,non-inferiority trial[J]. Lancet,2020,396(10246):239-254.

[46] MURRAY M. Non-oral PrEP Options Are Being Investigated to Improve Patient Adherence[EB/OL].[2021-1-25]. https://www.pharmacytimes.com/news/non-oral-prep-options-are-being-investigated-to-improve-patient-adherence.

[47] Gilead Announces Investigational Long-Acting HIV-1 Capsid Inhibitor, Lenacapavir,Achieves Primary Endpoint in Phase 2/3 Study in Heavily Treatment-Experienced People Living With HIV[OL].[2021-4-15]. https://www.gilead.com/news-and-press/press-room/press-releases/2020/11/gilead-announces-investigational-longacting-hiv1-

capsid-inhibitor-lenacapavir-achieves-primary-endpoint-in-phase-23-study-in-heavily-treatmentex.

[48] DURHAM NC.HPTN 084 Study Demonstrates Superiority of CAB LA to Oral FTC/TDF for the Prevention of HIV [EB/OL].[2021-1-25]. https://www.hptn.org/news-and-events/press-releases/hptn-084-study-demonstrates-superiority-of-cab-la-to-oral-ftctdf-for.

[49] WELD ED,FLEXNER C. Long-acting implants to treat and prevent HIV infection[J]. Curr Opin HIV AIDS,2020,15(1):33-41.

[50] Oral ISL QM as PrEP in Cisgender Women at High Risk for HIV-1 Infection(MK-8591-022)(Impower-022)-ClinicalTrials.gov Identifier: NCT04644029[EB/OL].[2021-4-21]https://www.clinicaltrials.gov/ct2/show/NCT04644029? term=Islatravir&draw=3&rank=15.

[51] Oral Islatravir(MK-8591)Once-Monthly as Preexposure Prophylaxis (PrEP)in Men and Transgender Women Who Have Sex With Men and Are at High Risk for HIV-1 Infection(MK-8591-024)(Impower-024)-ClinicalTrials.gov Identifier:NCT04652700[EB/OL].[2021-4-21] https://www.clinicaltrials.gov/ct2/show/NCT04652700? term=Islatravir&draw=1&rank=9.

[52] NEL A,VAN NIEKERK N,KAPIGA S,et al. Safety and Efficacy of a Dapivirine Vaginal Ring for HIV Prevention in Women[J]. N Engl J Med,2016,375(22):2133-2143.

[53] European Medicines Agency(EMA)approval of the dapivirine ring for HIV prevention for women in high HIV burden settings[OL].[2021-4-16] https://www.who.int/news/item/24-07-2020-european-medicines-agency-(ema)-approval-of-the-dapivirine-ring-for-hiv-prevention-for-women-in-

high-hiv-burden-settings.

［54］WHO recommends the dapivirine vaginal ring as a new choice for HIV prevention for women at substantial risk of HIV infection［OL］.［2021-4-16］https://www.who.int/news/item/26-01-2021-who-recommends-the-dapivirine-vaginal-ring-as-a-new-choice-for-hiv-prevention-for-women-at-substantial-risk-of-hiv-infection.

［55］GRANT RM,ANDERSON PL,MCMAHAN V,et al. Uptake of pre-exposure prophylaxis,sexual practices,and HIV incidence in men and transgender women who have sex with men:a cohort study［J］. Lancet Infect Dis,2014,14(9):820-829.

［56］MOLINA JM,CAPITANT C,SPIRE B,et al. On-Demand Preexposure Prophylaxis in Men at High Risk for HIV-1 Infection［J］. N Engl J Med,2015,373(23):2237-2246.

［57］I-Base,Examples for on-demand dosing［EB/OL］.［2021-2-15］. https://i-base.info/guides/prep/real-life-examples-for-on-demand-dosing.

［58］WORLD HEALTH ORGANIZATION. What's the 2+2+1?［Z］. Event-Driven Oral Pre-Exposure Prophylaxis to Prevent HIV for Men Who Have Sex with Men:Update to WHO's Recommendation on Oral PrEP,2019.

［59］MUGWANYA KK,WYATT C,CELUM C,et al. Reversibility of Glomerular Renal Function Decline in HIV-Uninfected Men and Women Discontinuing Emtricitabine-Tenofovir Disoproxil Fumarate Pre-Exposure Prophylaxis［J］. J Acquir Immune Defic Syndr,2016,71(4):374-380.

［60］SEIFERT SM,GLIDDEN DV,MEDITZ AL,et al. Dose response for starting and stopping HIV preexposure prophylaxis for men who have sex with men［J］. Clin Infect Dis,2015,60(5):804-810.

［61］HAN J,BOUEY JZ,WANG L,et al. PrEP uptake preferences among men who have sex with men in China:results from a National Internet Survey ［J］. J Int AIDS Soc,2019,22(2):e25242.

［62］石安霞,OPERARIO D,张志华,等. 男男性行为人群 HIV 暴露前预防需求与使用障碍研究［J］.中华流行病学杂志,2020,41(3):343-348.

［63］董薇,周楚,王玉,等. 低档暗娼对女用安全套和暴露前预防用药的虚拟接受意愿调查［J］.中国艾滋病性病,2015,21(2):138-142.

［64］韦君年,吴文. 广西平南县 HIV/AIDS 患者伴侣对暴露前预防用药知晓及使用意愿调查［J］.应用预防医学,2020,26(04):284-286.

［65］PrEPWATCH.China:A snapshot of PrEP scale-up,registration and resources for China.［EB/OL］.［2021-4-23］. https://www.prepwatch.org/country/china/.

［66］XU J,TANG W,ZHANG F,et al. PrEP in China:choices are ahead［J］. Lancet HIV,2020,7(3):e155-e157.

［67］ZHANG L,PENG P,WU Y,et al. Modelling the Epidemiological Impact and Cost-Effectiveness of PrEP for HIV Transmission in MSM in China［J］. AIDS Behav,2019,23(2):523-533.

［68］PrEPWATCH.PrEP Communications Accelerator［EB/OL］.［2021-3-24］. https://accelerator.prepwatch.org/.

［69］ZHENG ZW,QIU JL,GU J,et al. Preexposure prophylaxis comprehension and the certainty of willingness to use preexposure prophylaxis among men who have sex with men in China［J］. Int J STD AIDS,2019,30(1):4-11.

［70］徐嘉悦,牟雨婵,马原林,等. 成都市男男性行为人群艾滋病暴露前预防用药服药依从性分析［J］.中华流行病学杂志,2017,38(5):643-645.

［71］GRANT RM,MANNHEIMER S,HUGHES JP,et al. Daily and Nondaily Oral Preexposure Prophylaxis in Men and Transgender Women Who Have Sex With Men:The Human Immunodeficiency Virus Prevention Trials Network 067/ADAPT Study［J］. Clin Infect Dis,2018,66(11):1712-1721.

［72］VAN DAMME L,CORNELI A,AHMED K,et al. Preexposure prophylaxis for HIV infection among African women［J］. N Engl J Med,2012,367(5):411-422.

［73］MARRAZZO JM,RAMJEE G,RICHARDSON BA,et al. Tenofovir-based preexposure prophylaxis for HIV infection among African women［J］. N Engl J Med,2015,372(6):509-518.

［74］MCCORMACK S,DUNN DT,DESAI M,et al. Pre-exposure prophylaxis to prevent the acquisition of HIV-1 infection（PROUD）:effectiveness results from the pilot phase of a pragmatic open-label randomised trial［J］. Lancet,2016,387(10013):53-60.

［75］MARCUS JL,HURLEY LB,HARE CB,et al. Preexposure Prophylaxis for HIV Prevention in a Large Integrated Health Care System:Adherence,Renal Safety,and Discontinuation［J］. J Acquir Immune Defic Syndr,2016,73(5):540-546.